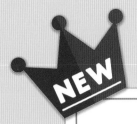

JN025383

はじめての 整形外科看護

"なぜ"からわかる、ずっと使える！

［監修］**原 俊彦**
飯塚病院整形外科部長

MC メディカ出版

🐾 はじめに 🐾

　整形外科は、身体の運動機能を回復させる大切な医療分野です。整形外科には骨折・外傷、関節の変性、脊椎疾患、リウマチ疾患、骨粗鬆症などさまざまな愁訴の患者さんが日々来院・入院されますが、私たち整形外科に携わる医療者は、訴えを傾聴し、診察・診断し、治療の選択肢を提示し、治療の看護計画を立て、治療に看護介入し、合併症の発症に注意することを通して患者さんの運動機能の向上に尽力する必要があります。この流れのどれが欠けても整形外科の良質な医療・看護は成立しません。適切に医療・看護を成立させるには全体を通じて幅広い知識が必要です。

　本書は、整形外科で働く看護師の皆さんに向けて執筆されました。私たち整形外科に携わる医師・看護師・理学／作業療法士のチームワークは、患者さんへの医療・看護の質に直結しています。そのなかにあって看護師の皆さんは、患者さんと密接な関係を築きながら身体のケアや心の安定にも寄与する大切な存在です。

　本書では、整形外科の看護業務に関連するさまざまなテーマを掘り下げました。整形外科看護に必要な解剖などの基礎知識にはじまり、整形外科特有の基本的な看護技術、周術期の看護、創処置、部位別の周術期看護、急性合併症への対応、リハビリテーションとそのサポート、薬剤など、日々の業務に必要な知識と実践的なスキルをできるだけわかりやすく記載しました。若手からベテランまで幅広く使用できる内容になっています。

　しかし、それぞれの病院にはさまざまな独自の歴史や経験があるものです。本書の内容を参考にしながら、各病院独自のシステムに合わせて内容を調整いただくことをお勧めします。本書は飯塚病院と総合せき損センターでの看護を中心に執筆しましたが、皆さんの病院の特性やニーズに合わせて適切な工夫を行っていただくことで、よりよい看護に結びつくと確信しています。

　看護の仕事にやりがいをもち、つねに新しい情報を取り入れながら、看護を通して患者さんの治療・療養に自信をもって積極的に携わっていただけたらと思います。本書が皆さんの日々の業務の一助になれば幸いです。

　最後に、日常の業務で多忙ななか、こころよく執筆いただいた看護師、理学／作業療法士、医師の方々、企画・編集いただいたメディカ出版の方々にこの場を借りて厚く御礼申し上げます。

　2023 年 5 月

原 俊彦

Contents

🐾ダウンロードして理解度が確認できる振り返りテスト🐾
問題、解説、解答用紙がダウンロードできます。プリントアウトして、復習や知識の整理にご活用ください。

監修・執筆者一覧

監 修

原 俊彦　　飯塚病院整形外科部長

執 筆

1章
小島 薫　　飯塚病院整形外科病棟看護師長

2章
久保祐介　　飯塚病院整形外科診療部長

3章 ❶
吉見美砂　　飯塚病院整形外科病棟看護師

3章 ❷
谷内恭子　　飯塚病院整形外科病棟看護師

3章 ❸
長谷川千絵　　飯塚病院整形外科病棟看護主任

3章 ❹
小宮山敬祐　　飯塚病院整形外科診療部長

4章 ❶
美浦辰彦　　飯塚病院整形外科診療部長

4章 ❷
田原 舞　　飯塚病院整形外科病棟看護師
鍋田真知　　飯塚病院整形外科病棟看護師
小笠原知沙　　飯塚病院整形外科病棟看護師
楠瀬双葉　　飯塚病院整形外科病棟看護師

5章 ❶〜❸
林 哲生　　JOHAS総合せき損センターリハビリテーション科部長／第四整形外科部長

5章 ❹
板井千栄子　　JOHAS総合せき損センター看護副部長

5章 ❺
本多佑也　　JOHAS総合せき損センター中央リハビリテーション部
理学療法士

6章 **❶❷**

園田和彦　飯塚病院整形外科診療部長

6章 **❸**

片岡 希　飯塚病院整形外科病棟看護師
佐々木優菜　飯塚病院整形外科病棟看護師
山田茉央　飯塚病院整形外科病棟看護師
濱 奏絵　飯塚病院整形外科病棟看護師

6章 **❹**

佐藤光倫　飯塚病院リハビリテーション部 理学療法士
澤田優樹　飯塚病院リハビリテーション部 理学療法士

7章 **❶〜❸**

藤村謙次郎　飯塚病院整形外科診療部長

7章 **❹**

矢野禎子　飯塚病院整形外科病棟看護師
阿形ひかり　飯塚病院整形外科病棟看護師
楠田京子　飯塚病院整形外科病棟看護師
古賀晴香　飯塚病院整形外科病棟看護師
髙本結衣　飯塚病院整形外科病棟看護師

7章 **❺**

澤田優樹　飯塚病院リハビリテーション部 理学療法士
小樋雅隆　飯塚病院リハビリテーション部 理学療法士

8章 **❶〜❸**

美浦辰彦　飯塚病院整形外科診療部長

8章 **❹**

豊田真紀　飯塚病院整形外科病棟看護師
福田麻衣　飯塚病院整形外科病棟看護師
深見穂乃　飯塚病院整形外科病棟看護師
舛本 蓮　飯塚病院整形外科病棟看護師
青木舞子　飯塚病院整形外科病棟看護師

8章 ❺

安藤幸助　飯塚病院リハビリテーション部 作業療法士

澤田優樹　飯塚病院リハビリテーション部 理学療法士

9章

米田久美子　飯塚病院整形外科病棟看護師

長谷川麻衣子　飯塚病院整形外科病棟看護師

木村明日香　飯塚病院整形外科病棟看護師

永田 葵　飯塚病院整形外科病棟看護師

10章

小宮山敬祐　飯塚病院整形外科診療部長

1章

整形外科という診療科の特徴

整形外科の特徴と看護師の役割

整形外科とは

看護師に求められること

- 整形外科で対象となる疾患は、骨折などの外傷性の疾患から関節リウマチ・変性などの非外傷性の疾患、さらには腫瘍性の疾患までさまざまであり、患者も小児から高齢者まで年齢層が幅広いです。よって整形外科病棟の看護師にはこれらの多様な患者への対応が求められます。

- わが国は病院・病床機能の分化を進めており、患者は発症から治療そして社会復帰までに、急性期病床、回復期リハビリテーション病床や地域包括ケア病床、外来診療と治療を受ける施設が変わります。すなわち、整形外科にかかわる看護師も勤務した施設によって要求されるケアや業務が異なります。

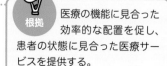

根拠 医療の機能に見合った効率的な配置を促し、患者の状態に見合った医療サービスを提供する。

- 看護師は、患者個々の病期や病状、治癒段階を把握して、多職種、他施設や地域と連携しながら援助を行う必要があります。さらに運動器疾患の治癒過程では、患者自身がリハビリテーション（以下、リハビリ）に協力することが必須であるため、リハビリを積極的に支援することも整形外科看護師の重要な役割です。

これも覚えておこう！

医療機能の名称と内容
高度急性期機能
- 急性期の患者に対し、状態の早期安定化に向けて診療密度がとくに高い医療を提供する機能

急性期機能
- 急性期の患者に対し、状態の早期安定化に向けて医療を提供する機能

回復期機能
- 急性期を経過した患者への在宅復帰に向けた医療やリハビリを提供する機能
- とくに、急性期を経過した脳血管疾患や大腿骨近位部骨折などの患者に対し、ADL の向上や在宅復帰を目的としたリハビリを集中的に提供する機能（回復期リハビリ機能）

慢性期機能
- 長期にわたり療養が必要な患者を入院させる機能
- 長期にわたり療養が必要な重度の障害者（重度の意識障害者を含む）、筋ジストロフィー患者または難病患者などを入院させる機能

文献 1 を参考に作成

患者の特徴と看護

運動器の障害は、身体的、心理的、社会的な影響をもたらします。
整形外科の患者は以下のような問題を抱えており、状態・状況に応じた支援が必要です。

身体的な問題

疼痛

- 疾患・受傷にともなうものや手術によるものなど、運動器疾患の代表的な自覚症状です。
- 患者にとって疼痛は苦痛で、QOL を低下させ、リハビリの進行にも影響するため十分な観察と評価を行い、コントロールすることが必要です。

機能障害

- 上下肢などに機能障害が生じると ADL に支障をきたし、日常生活・社会生活に影響を与えます。
- 障害の状態だけでなく生活様式や職業についても情報収集し、評価・共有して積極的に支援します。

> **word**
> 運動器：身体運動にかかわる骨、筋肉、関節、神経などの総称。
> QOL（quality of life）：生活の質。
> ADL（activities of daily living）：日常生活活動。
> ボディイメージ：人間が身体に対してもつイメージで、意識的・無意識な認識も含む。

変形・欠損

- 関節の変形や上下肢の切断など外観上の変化は、ボディイメージが障害されるため患者の心理面に大きなダメージを与え、社会復帰にも影響を及ぼします。患者が自身の状態をどう受け止めているかを傾聴し、受容・適応できるよう支援します。

心理的・社会的な問題

- 疼痛、機能障害、変形・欠損などの身体的な問題が心理的・社会的にどう影響するかは患者個人の状況や背景、役割などによってさまざまです。患者を生活者としてとらえ、広い視野で支援していくことが必要です。

🐾 急性期・回復期の看護目標

急性期の看護

- 突然の受傷や周術期では、全身管理および合併症の予防と早期発見、早期対処が看護師の重要な役割です。
- 運動障害や創部の安静保持のため ADL が著しく制限される場合が多いため患者の不安や苦痛、緊張に対しては精神的な支援を行い、適応に向けて援助します。

回復期の看護

- 急性期を脱して病状が安定する回復期には、自立への支援・動機づけが看護の重要な役割です。早期に離床し、長期臥床から起こる廃用などの二次的な合併症の予防に努めます。
- 患者がリハビリに取り組んで、セルフケアが自立できるようにします。患者が自身でできないことを介助しながらも、身体機能を回復させ、残された機能を使って自立できるよう支援します。

> **注目！**
> 患者の成長発達段階や社会背景を考慮し、早い段階から退院後の生活を見据えてゴールを設定し、多職種で介入する。

🐾 高齢者の看護

- 社会の高齢化にともない、整形外科の患者にも高齢者が増加しています。
- 大腿骨近位部骨折の患者の多くは高齢で、基礎疾患や併存症がある場合が多いです。
- 筋力の低下によって転倒しやすい、骨粗鬆症によって骨折しやすいなど、身体機能の低下によるさまざまな弊害があります。
- 長期臥床による合併症を起こしやすいなどの特徴もあります。

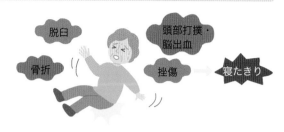

ポイント

回復過程における転倒、骨折や合併の出現などにより回復を遅延させないよう、危険防止への配慮や、寝たきりにさせない看護が必要。

■ ロコモティブシンドローム

- 高齢になると複数の運動器疾患を合併するようになり、総体的な運動機能の低下が起こります。
- 「運動器の障害のために移動機能の低下を来した状態」をロコモティブシンドロームといいます。

ロコモティブシンドロームのスクリーニング

① 片脚立ちで靴下がはけない
② 家の中でつまずいたり滑ったりする
③ 階段を上がるのに手すりが必要である
④ 青信号の間に横断歩道を渡りきれない
⑤ 15分くらい続けて歩けない
⑥ 2kg程度の買い物をして持ち帰るのが困難である
⑦ 家事でやや重い仕事が困難である（掃除機の使用、布団の上げ下ろしなど）

7項目のうち1つでも該当すれば、ロコモティブシンドロームが疑われるとされる。

文献2を参考に作成

これも覚えておこう！

フレイル、サルコペニア、ロコモティブシンドロームの違い

フレイルは、健康と要介護の間の状態です。ロコモティブシンドロームはフレイルのなかでもとくに運動器の機能が低下した状態を指します。サルコペニアは加齢にともなって筋肉量が減少し、筋力が低下することです。

- サルコペニア
- ロコモティブシンドローム
- フレイル

■ フレイル

- フレイルは、「虚弱」を表す言葉です。
- 「加齢とともに心身の活力（運動機能や認知機能など）が低下し、複数の慢性疾患の併存等の影響もあり、生活機能が障害され、心身の脆弱性が出現した状態であるが、一方で適切な介入・支援により生活機能の維持向上が可能な状態像」と定義されています[3]。

フレイルの基準

体重減少
年間5%以上の減少

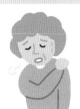
疲れやすい、
何をするのも面倒だと感じる

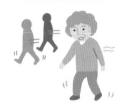
歩行速度の低下

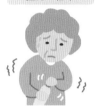
握力の低下

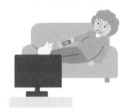
身体活動量の低下

5項目のうち、3項目以上該当する
とフレイル、1〜2項目の場合には
プレフレイルと判断される。

サルコペニア

- 加齢にともなって骨格筋量や筋力もしくは身体機能が低下した状態をいいます。
- ロコモティブシンドロームやフレイルと密接に関連した病態であり、骨、関節、筋肉といった運動器の機能低下により、日常生活での自立度が低下し、生理的予備能の低下、ストレスに対する脆弱性の亢進などから、生活機能障害、要介護状態、死亡などの転帰に陥りやすい状態です。

注目！

骨粗鬆症や関節リウマチ、変形性関節症などの運動器疾患は、サルコペニアとの関連が深いことがわかっている。

廃用症候群

- 廃用症候群とは、長期臥床によって生じるさまざまな心身の機能低下状態の総称で、筋力低下、筋萎縮、関節拘縮、骨萎縮、褥瘡、深部静脈血栓症（DVT）、心肺機能低下、誤嚥性肺炎、食欲不振、便秘、尿路感染症、うつ状態、せん妄、認知症の進行などをきたします。
- 高齢者は、廃用症候群のリスクが高く、ロコモティブシンドローム、フレイル、サルコペニアの予防や、早期離床・早期リハビリが廃用症候群の予防につながります。

泌尿器系
尿路感染症

呼吸器系
誤嚥性肺炎

筋骨格系
筋力低下・筋萎縮
関節拘縮・骨萎縮

消化器系
食欲不振・
便秘

精神系
うつ状態・せん妄・
認知症の進行

皮膚系
褥瘡

循環器系
DVT・
心肺機能低下

チーム医療・多職種連携

- 整形外科では理学療法士、作業療法士はもちろんのこと、ソーシャルワーカー、退院支援看護師、介護福祉士、薬剤師、管理栄養士などさまざまな職種が連携し、それぞれの専門性を発揮しながら協働し、患者の回復を支援することが重要です。
- 多職種連携や地域連携においては、クリニカルパスが活用されています。情報共有や治療の標準化、医療・看護の質の担保に有用です。

（小島 薫）

2章

運動器の解剖

全身の運動器の解剖と機能解剖

上肢の骨関節・筋

▌ **運動器** ● 身体運動に関与する骨、関節、筋、神経などの総称です。

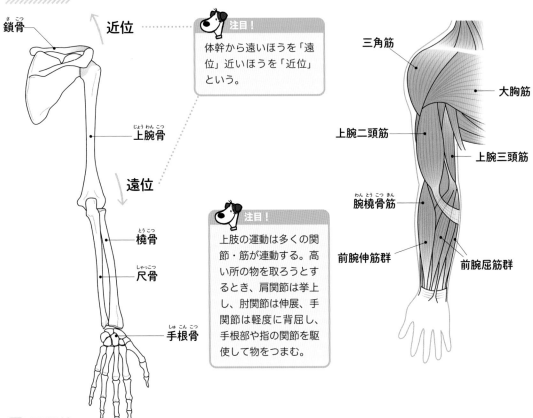

鎖骨（さこつ）

↑ 近位

注目！
体幹から遠いほうを「遠位」近いほうを「近位」という。

上腕骨（じょうわんこつ）

↓ 遠位

橈骨（とうこつ）

尺骨（しゃっこつ）

手根骨（しゅこんこつ）

三角筋

大胸筋

上腕二頭筋

上腕三頭筋

腕橈骨筋（わんとうこつきん）

前腕伸筋群

前腕屈筋群

注目！
上肢の運動は多くの関節・筋が連動する。高い所の物を取ろうとするとき、肩関節は挙上し、肘関節は伸展、手関節は軽度に背屈し、手根部や指の関節を駆使して物をつまむ。

肩関節

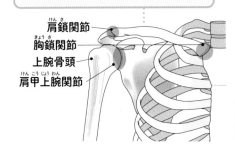

ポイント
肩関節は、球状の上腕骨頭が凹んだ肩甲骨関節窩にはまり込む構造。
肩鎖関節や胸鎖関節などの複数の関節で構成される。

肩鎖関節（けんさかんせつ）
胸鎖関節（きょうさかんせつ）
上腕骨頭
肩甲上腕関節（けんこうじょうわんかんせつ）

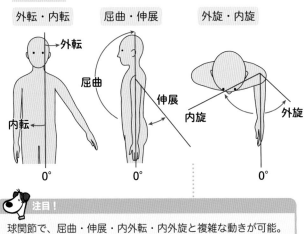

肩関節動作

外転・内転

外転
内転

屈曲・伸展

屈曲
伸展

外旋・内旋

内旋
外旋

0°　0°　0°

注目！
球関節で、屈曲・伸展・内外転・内外旋と複雑な動きが可能。

肘関節

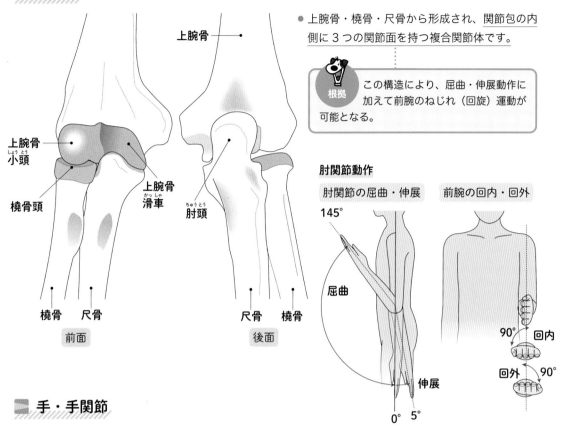

● 上腕骨・橈骨・尺骨から形成され、関節包の内側に3つの関節面を持つ複合関節体です。

根拠 この構造により、屈曲・伸展動作に加えて前腕のねじれ（回旋）運動が可能となる。

上腕骨

上腕骨
小頭（しょうとう）

橈骨頭

上腕骨
滑車（かっしゃ）

肘頭（ちゅうとう）

橈骨　尺骨

前面

尺骨　橈骨

後面

肘関節動作

| 肘関節の屈曲・伸展 | 前腕の回内・回外 |

145°

屈曲

伸展

0°　5°

90°　回内

回外　90°

手・手関節

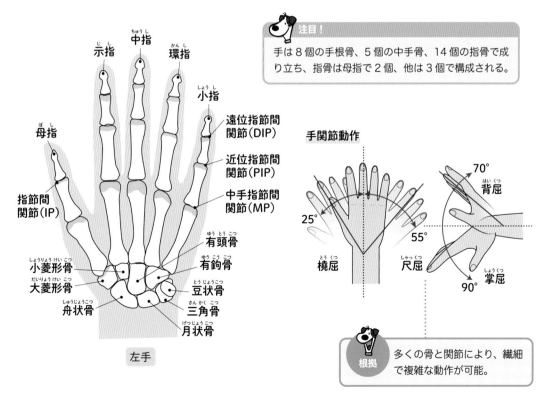

注目！
手は8個の手根骨、5個の中手骨、14個の指骨で成り立ち、指骨は母指で2個、他は3個で構成される。

示指（じし）　中指（ちゅうし）　環指（かんし）

小指（しょうし）

母指（ぼし）

遠位指節間
関節（DIP）

近位指節間
関節（PIP）

中手指節間
関節（MP）

指節間
関節（IP）

有頭骨（ゆうとうこつ）

小菱形骨（しょうりょうけいこつ）　有鈎骨（ゆうこうこつ）

大菱形骨（だいりょうけいこつ）　豆状骨（とうじょうこつ）

舟状骨（しゅうじょうこつ）　三角骨（さんかくこつ）

月状骨（げつじょうこつ）

左手

手関節動作

25°

70°
背屈（はいくつ）

55°

橈屈（とうくつ）　尺屈（しゃっくつ）

掌屈（しょうくつ）

90°

根拠 多くの骨と関節により、繊細で複雑な動作が可能。

19

上肢の動脈・静脈

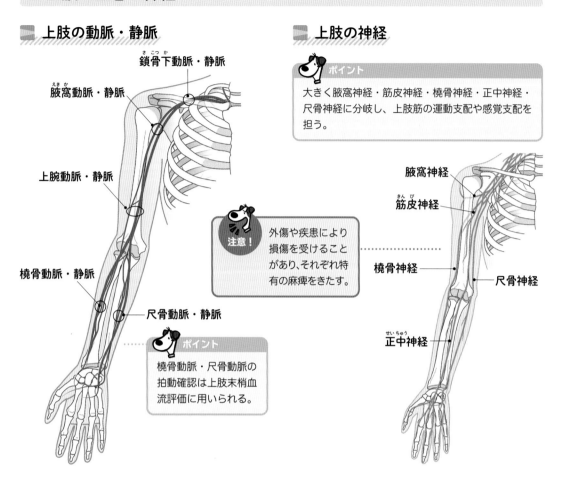

鎖骨下動脈・静脈
さ こつ か

腋窩動脈・静脈
えき か

上腕動脈・静脈

橈骨動脈・静脈

尺骨動脈・静脈

注意！ 外傷や疾患により損傷を受けることがあり、それぞれ特有の麻痺をきたす。

ポイント 橈骨動脈・尺骨動脈の拍動確認は上肢末梢血流評価に用いられる。

上肢の神経

ポイント 大きく腋窩神経・筋皮神経・橈骨神経・正中神経・尺骨神経に分岐し、上肢筋の運動支配や感覚支配を担う。

腋窩神経

筋皮神経
きん ぴ

橈骨神経

尺骨神経

正中神経
せい ちゅう

感覚障害部位

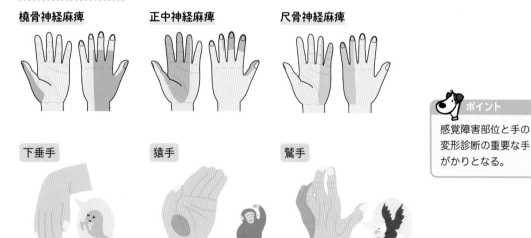

橈骨神経麻痺

正中神経麻痺

尺骨神経麻痺

下垂手

猿手

鷲手

ポイント 感覚障害部位と手の変形診断の重要な手がかりとなる。

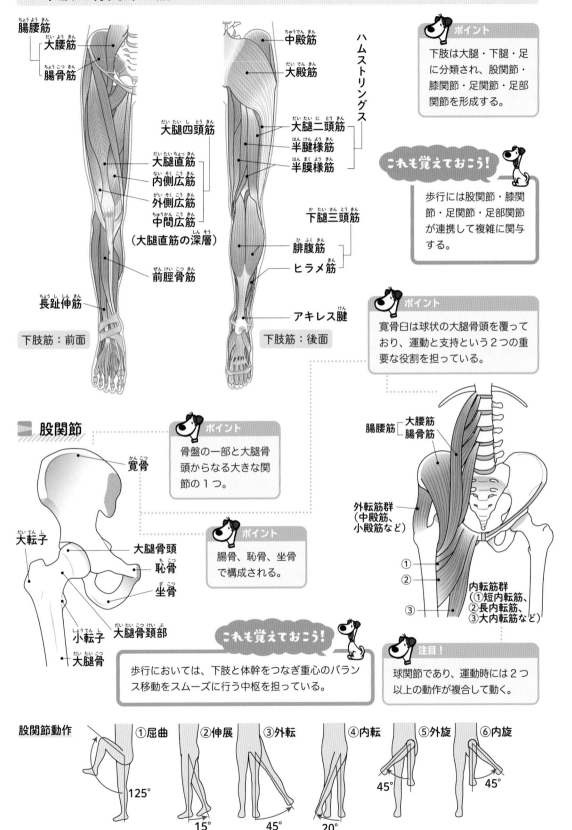

下肢の骨関節・筋

腸腰筋
大腰筋
腸骨筋

大腿四頭筋
大腿直筋
内側広筋
外側広筋
中間広筋
（大腿直筋の深層）
前脛骨筋
長趾伸筋

下肢筋：前面

中殿筋
大殿筋

ハムストリングス
大腿二頭筋
半腱様筋
半膜様筋

下腿三頭筋
腓腹筋
ヒラメ筋

アキレス腱

下肢筋：後面

ポイント
下肢は大腿・下腿・足に分類され、股関節・膝関節・足関節・足部関節を形成する。

これも覚えておこう！
歩行には股関節・膝関節・足関節・足部関節が連携して複雑に関与する。

ポイント
寛骨臼は球状の大腿骨頭を覆っており、運動と支持という2つの重要な役割を担っている。

股関節

寛骨

大転子
大腿骨頭
恥骨
坐骨

小転子
大腿骨頚部
大腿骨

ポイント
骨盤の一部と大腿骨頭からなる大きな関節の1つ。

ポイント
腸骨、恥骨、坐骨で構成される。

これも覚えておこう！
歩行においては、下肢と体幹をつなぎ重心のバランス移動をスムーズに行う中枢を担っている。

腸腰筋
大腰筋
腸骨筋

外転筋群
（中殿筋、
小殿筋など）

① ② ③

内転筋群
（①短内転筋、
②長内転筋、
③大内転筋など）

注目！
球関節であり、運動時には2つ以上の動作が複合して動く。

股関節動作
①屈曲 125°
②伸展 15°
③外転 45°
④内転 20°
⑤外旋 45°
⑥内旋 45°

21

膝関節

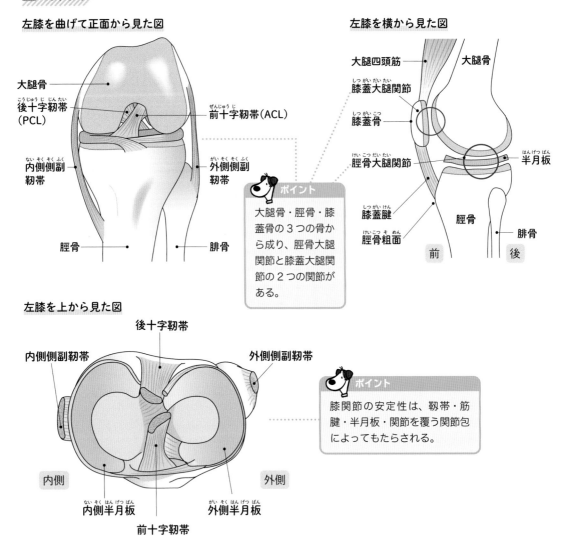

左膝を曲げて正面から見た図

- 大腿骨
- 後十字靭帯（PCL）
- 前十字靭帯（ACL）
- 内側側副靭帯
- 外側側副靭帯
- 脛骨
- 腓骨

左膝を横から見た図

- 大腿四頭筋
- 膝蓋大腿関節
- 膝蓋骨
- 脛骨大腿関節
- 膝蓋腱
- 脛骨粗面
- 大腿骨
- 半月板
- 脛骨
- 腓骨
- 前
- 後

> **ポイント**
> 大腿骨・脛骨・膝蓋骨の3つの骨から成り、脛骨大腿関節と膝蓋大腿関節の2つの関節がある。

左膝を上から見た図

- 後十字靭帯
- 内側側副靭帯
- 外側側副靭帯
- 内側
- 外側
- 内側半月板
- 外側半月板
- 前十字靭帯

> **ポイント**
> 膝関節の安定性は、靭帯・筋腱・半月板・関節を覆う関節包によってもたらされる。

膝関節動作

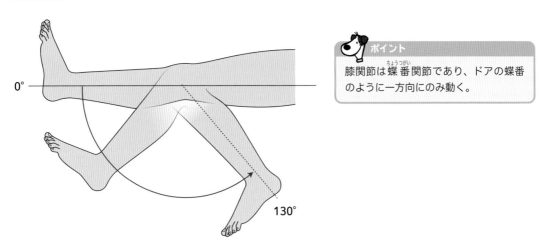

- 0°
- 130°

> **ポイント**
> 膝関節は蝶番関節であり、ドアの蝶番のように一方向にのみ動く。

足関節・足部

足の関節動作

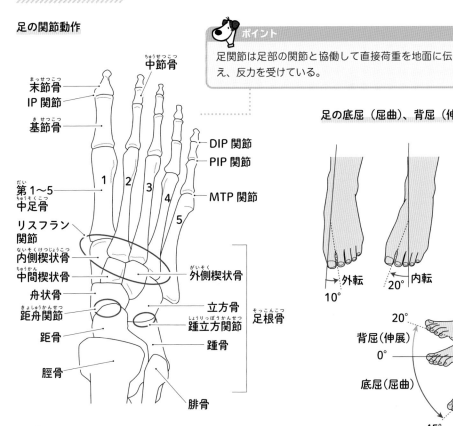

末節骨
IP 関節
基節骨
中節骨
DIP 関節
PIP 関節
第1〜5中足骨
1 2 3 4 5
MTP 関節
リスフラン関節
内側楔状骨
中間楔状骨
舟状骨
距舟関節
距骨
脛骨
外側楔状骨
立方骨
踵立方関節
足根骨
踵骨
腓骨

ポイント
足関節は足部の関節と協働して直接荷重を地面に伝え、反力を受けている。

ポイント
歩行時の衝撃の吸収や、重心の微調整を行う。

足の底屈（屈曲）、背屈（伸展）

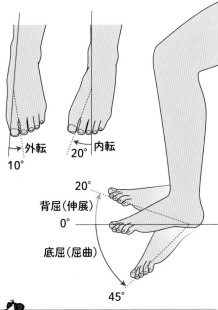

外転
10°
内転
20°
20°
背屈（伸展）
0°
底屈（屈曲）
45°

ポイント
足関節底背屈運動は腓腹筋の静脈還流を促し、ベッド上安静患者の深部静脈血栓症（DVT）の予防になる。

足部の内転、外転

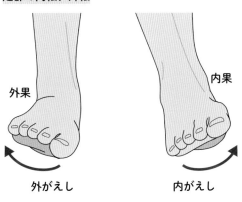

外果
内果
外がえし
内がえし

ポイント
アーチ構造を成しており、地面に足が接地して荷重が加わったときに腰や下肢の負担を減らすクッションの役割を果たす。

🐾 下肢の血管・神経

▤ 下肢の動脈・静脈

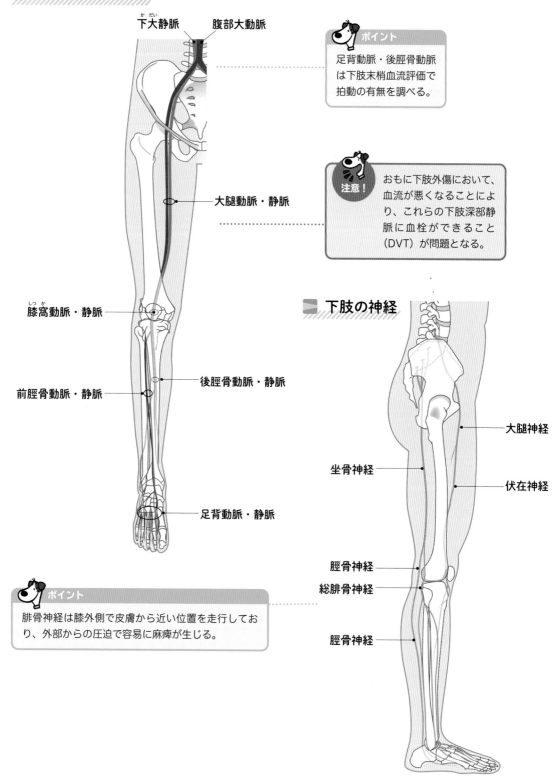

下大静脈（かだい）　腹部大動脈

膝窩動脈・静脈（しっか）

前脛骨動脈・静脈　　後脛骨動脈・静脈

足背動脈・静脈

大腿動脈・静脈

ポイント
足背動脈・後脛骨動脈は下肢末梢血流評価で拍動の有無を調べる。

注意！
おもに下肢外傷において、血流が悪くなることにより、これらの下肢深部静脈に血栓ができること（DVT）が問題となる。

▤ 下肢の神経

大腿神経

坐骨神経

伏在神経

脛骨神経

総腓骨神経

脛骨神経

ポイント
腓骨神経は膝外側で皮膚から近い位置を走行しており、外部からの圧迫で容易に麻痺が生じる。

（久保祐介）

3章

整形外科での看護

① 術前の看護

術前に行うこと

　整形外科では全身状態を評価するためさまざまな検査を行い、手術を決定します。手術の必要性を十分に理解し、納得したうえで手術を受けていただくために患者への説明が非常に重要です。

　患者の不安を取り除き、安心して手術を受けてもらえるように術前から看護介入を行います。

入院までの流れ

 注目！

外来看護師が患者既往歴・内服薬や術前中止薬（抗凝固薬など）の情報を収集し、病棟看護師と共有する。

1 手術決定
- 主治医が外来で手術を決定します。

2 検査入力
- 外来看護師が術前確認表に沿って検査などをプランニングします。

注目！

高齢者が多いため心機能や循環機能に問題があれば術前に循環器内科へコンサルトする。

3 評価
- 安全に手術を行えるように、術前に心機能評価や胸部X線、呼吸機能検査、感染症、既往歴や内服の服薬状況を確認して評価します。

4 自己血貯血
- 術前に患者の血液を採血・保管しておき、手術の際に使用します。

 注意！ 高齢者や貧血、既往によっては貯血できない場合もある。

5 麻酔科診察
- 既往歴・検査データなどを踏まえて麻酔科医師が診察することがあります。

6 手術室看護師から説明
- 手術室看護師から手術当日の流れや麻酔法、術後鎮痛、絶飲食などについて説明します。

 根拠 手術当日の流れや手術室の様子を事前に知ることで不安を軽減し、高齢者では混乱を防ぐ。

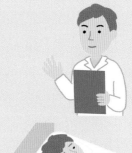
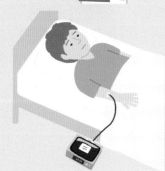

貯血式自己血輸血 ·····························

術直前採血・血液希釈法、出血回収法（回収法）、貯血式自己血輸血法（貯血法）の3つの方法があります。

 ポイント

自分の血液を使うため感染症や移植片対宿主病（GVHD）の危険性がない。

● 希釈法

手術室で全身麻酔を開始した後、一度に1,000mL前後の自己血を採血します。その後採血量に見合った量を輸血し、患者の体内の血液を薄める方法です。手術終了時に採血しておいた自己血を患者に戻します。

Word

移植片対宿主病（GVHD）

ドナーのリンパ球が患者の身体を異物とみなして攻撃する病気。移植後早い時期に発症する急性移植片対宿主病と移植後約3カ月以降から発症する慢性移植片対宿主病があり、それぞれ症状が異なる。

● 回収法

術中や術後に出血した血液を吸引によって回収し、遠心分離機で必要のないものを除いて赤血球だけを戻す回収法と、術後に出血した血液をそのままフィルターを通して戻す術後回収法があります。

● 貯血法

術前に2～3回採血し、その血液を術中や術後の患者に輸血します。自己血の保存方法によりさらに3つの方法に分かれます。

①全血冷蔵保存：自己血を全血としてそのまま4～6℃で冷蔵保存。

② MAP赤血球を新鮮凍結血漿（FFP）保存：自己血を赤血球と血漿に分離したあと、赤血球にMAP液（保存液）を加えて冷蔵保存、血漿はFFPとして冷凍保存。

③冷凍赤血球とFFP保存：自己血を赤血球と血漿に分離した後それぞれを冷凍保存し、術当日に解凍して保存。

患者の情報収集

● 入院後、病棟でも患者や家族について情報収集を行います。

● 入院前や受傷前の患者の状態は入院後のベッドサイドケアや日常生活動作を把握するうえで重要な情報です。

● 周囲のサポートを得られない患者などは早い段階で情報をキャッチし、病棟と情報を共有することで早期に介入できます。

 ポイント

早期離床・早期リハビリはゴール設定するうえでも大切！

● 高齢や独居の場合、リハビリ転院を希望する患者もいるため、入院時にあらかじめ目指すゴールを確認し、患者と医療者で共有する必要があります。

● 大腿骨近位部骨折の場合は高齢で複数の併存症をもつ患者が多く直接自宅に帰ることができないので、原則として術前から転院調整をはじめます。

● 入院前のADLや認知症の有無については、本人だけではなく家族からも情報収集が必要です。

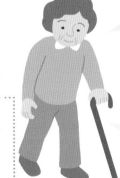

● 患者が考えるゴール（自宅退院かリハビリ転院か）
● 自宅退院の場合サポートする人がいるのか
● すでに利用しているサービス（介護保険や身体障害保険など）

● 全身状態のアセスメント（既往歴や内服薬など）
● ADLや歩行状況
● 患肢の疼痛、しびれや知覚鈍麻
● 健側、患側それぞれの可動域
● 認知症や危険行動の有無

 根拠

骨折後、リハビリ期間の個人差はあるが1～3カ月と長期間にわたるため、自宅退院は困難。

3章
整形外科での看護 ❶ 術前の看護

入院後の流れ

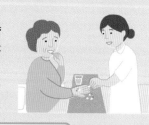

根拠 切開する部分など皮膚にトラブルがあると感染のリスクが高まり、創治癒に影響するため手術ができないことがある。また爪白癬など感染のリスクが高まるため早期発見が重要。

1 全身状態の観察

- 全身状態を観察し、皮膚や爪などに異常がないか確認します。
- 人工関節やインプラントを使用する手術では、術後感染を発症すると治療が長く困難となることがあります。

2 内服管理

- 周術期の全身管理のため、抗凝固薬の内服や降圧薬、血糖降下薬などの管理と把握が重要です。とくに高齢者は内服薬の種類も多いため、周術期は看護師が管理を行います。
- 術前から主治医の指示で抗凝固薬を中止していることがあります。確実に中止できているかを確認します。

根拠 抗凝固薬を中止せずに手術を受けると術中に血液が止まりにくい状態になり、出血多量や腫脹などのリスクが高まる。

3 術前オリエンテーション

- 術後に使用する血栓予防の弾性ストッキングの採寸、自己血や輸血スタンバイがあればクロスマッチ採血を実施します。
- THA や TKA の患者にはパンフレットや実際に使用する機械を用いて患者へわかりやすく説明します。

word

THA：total hip arthroplasty
人工股関節全置換術
TKA：total knee arthroplasty
人工膝関節全置換術

THA の患者用パンフレット

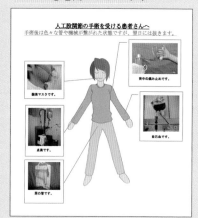

4 搬入までの流れを説明

- 麻酔科や主治医の指示に従い、パンフレットに沿って絶飲食の時間や内服・血糖測定などの説明を行います。

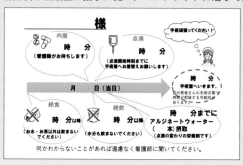

ポイント とくに高齢者は術前の絶飲食について不安や疑問を抱くことがあります。丁寧に対応して不安の軽減に努めます。

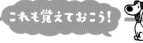
これも覚えておこう！

使用方法の説明は術前に
術後は疼痛や麻酔の影響を受けるため、術前に自己調節鎮痛法（PCA：patient controlled analgesia）の使用方法を説明しておきます。いつでも鎮痛薬を使用できることを患者に理解してもらうことで不安の軽減につながります。

鎮痛薬の種類

IV-PCA（自己調節静脈内鎮痛法）

- 患者が痛みを感じたときに PCA スイッチを押すと薬剤を追加できます。あらかじめ設定された投与量と時間間隔のみで投与が可能で、過剰投与とならないようになっています。
- おもにフェンタニルを持続的に投与します。フェンタニルは最大鎮痛効果に達する時間が約 5 分とモルヒネやほかのオピオイドと比較しても即効性があります。

メリット

- 看護師に遠慮せず鎮痛薬を投与できるので、疼痛を我慢しなくてもよい。
- PCA スイッチにより、迅速に安全に鎮痛薬を投与できる。
- 経口投与より高い鎮痛効果が得られる。

デメリット

- 専用機器（PCA スイッチ）をつねに身につけておかねばならない。
- 専用機器に慣れるまで患者への指導が必要。

準備するもの
❶クーデック®エイミーPCA 本体
❷PCA スイッチ
❸スマートフォン（アプリ搭載）
❹専用通信モジュール

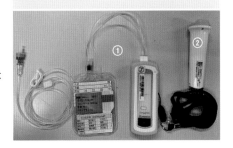

使用方法（患者）

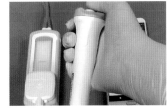

疼痛増強時に PCA スイッチを押すと薬液が追加注入される（投与量上限はある）。

使用方法（看護師）

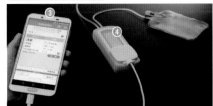

①専用通信モジュールをエイミーPCA 本体にかざすと操作画面が表示される。
②スマートフォンで操作する。

EPI-PCA（自己調節硬膜外鎮痛法）

- 硬膜外鎮痛法とは、硬膜外カテーテルから麻酔やオピオイドなどの鎮痛薬を持続投与し、末梢神経から刺激伝達を遮断することで疼痛を緩和する方法です。

メリット

- 脊髄やその周辺の神経組織に浸透することで、脊髄神経の分節に応じた鎮痛作用をもたらす。範囲を限定して麻酔を効かせることができる。
- オピオイドを局所投与できるため呼吸抑制や消化管運動の抑制が少なく、術後の回復が早い。
- 体動時の痛みに対する鎮痛効果が高い。

デメリット

- 患者の体動や椎体間の硬い組織（骨など）によりカテーテルが圧迫・絞扼することにより体内でカテーテルが切断することがある。
- カテーテルの抜去が困難。
- 硬膜外血腫などのリスクがある。
- 硬膜外腔にルートを留置する。PCA ボタンで自己投与が可能。投与回数に上限がある。

（吉見美砂）

② 術後の看護

🐾 術後の患者

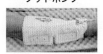
フットポンプ

弾性ストッキング

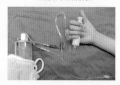
硬膜外鎮痛薬

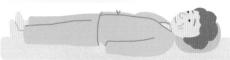

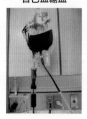
自己血輸血

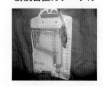
膀胱留置カテーテル

持続点滴／抗菌薬

クーデック® エイミーPCA

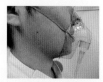
酸素マスク

🐾 術当日の観察とケア

根拠 全身麻酔・下半身麻酔（硬膜外・腰椎麻酔など）と侵襲度の高い麻酔薬を使用すると、術後は生命維持にかかわる呼吸・循環にも大きな変化が起きる。頻回にバイタルサインを測定し、異常の早期発見に努めることが重要。

1 バイタルサイン測定

- 術後 2 時間程度は 15〜30 分ごとにバイタルサインの測定を行います。

2 酸素投与

- 麻酔後は麻酔薬の影響で呼吸が弱くなります。また、全身麻酔では術中に気管内挿管されるため、術後は自発呼吸をしっかり行うよう促します。

よくあるギモン

酸素飽和度が正常なら、酸素投与を中止してもよいのですか？
室内気で酸素飽和度が正常であれば酸素投与は基本的に必要ではありませんが、呼吸抑制や上気道閉塞などの重篤な術後早期低酸素血症の危険性が高い術後 3 時間程度は酸素投与が必要です。

3 輸液管理

- 術後の輸液管理のおもな目的は、術後の経口摂取不能に起因する不感蒸泄を補うことです。
- 十分な利尿が得られるよう維持輸液を行い、脱水ならびに輸液過剰にならないように注意しながら適切に輸液管理をしましょう。

word

不感蒸泄：私たちが感じることなく、皮膚や粘膜、呼気から蒸発する水分。

注意！ 既往歴に糖尿病や腎不全などの疾患がある場合は、インスリンの混注や、カリウムフリーの点滴製剤が投与されます。患者の病態を理解し適切な輸液が投与されているか注意しましょう。

4 疼痛コントロール

- 術後において患者の最大の不安は疼痛です。除痛の方法にはいくつかありますが、当院で術後疼痛緩和のために行っている方法は以下です。

これも覚えておこう！

せん妄を予防する
疼痛管理は術後の患者の不安を取り除くとともに、術後のせん妄予防にもつながります。除痛を図ることは、有効なせん妄予防手段ともいえます。

①自己調節硬膜外鎮痛法（EPI-PCA）

- 手術時に使用した硬膜外カテーテルからそのまま持続鎮痛薬を注入する方法です。腰部に挿入されているため、自然抜去やルートトラブルの有無を観察する必要があります。患者が自身で鎮痛薬を投与できるように投与ボタンが接続されています。

②自己調節静脈内鎮痛法（IV-PCA）

- 全身麻酔後の鎮痛方法として用います。投与経路は末梢静脈路です。EPI-PCA同様、患者が投与できるボタンが接続されています。

③静脈内点滴

- 疼痛増強時、または疼痛増強前（リハビリテーション前など）に使用します。おもにアセトアミノフェンを使用しています。

④内服

- ロキソプロフェンやアセトアミノフェンなどの鎮痛薬を疼痛時に内服します。

注意！
- 硬膜外麻酔の刺入部を定期的に観察しておく。柔らかく、細いカテーテルなので破断や挿入部からの抜けに注意する。
- 麻薬鎮痛薬が投与されることが多い。嘔吐や気分不良、低血圧にも留意する。

ペインスケール

NRS（Numerical Rating Scale）

0	1	2	3	4	5	6	7	8	9	10

痛みを0から10までの11段階に区切り、患者自身に痛みに対する数値を示してもらい評価する。

数字	痛みの評価
0	痛みなし
1〜3	軽い痛み
4〜6	中等度の痛み
7〜10	強い痛み

フェイススケール（Wong-Baker pain rating scale：FRS）

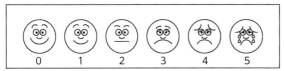

痛みの表現を言語や数値ではなく人の顔の表情によって評価する。患者に自身の心情に近い表情を選んでもらう。

0：痛みがなく幸せだ
1：わずかに痛みがある
2：もう少し痛い
3：もっと痛い
4：とても痛い
5：これ以上考えられないほど痛い

©1983 Wong-Baker FACES Foundation

注意！
疼痛は主観的な感覚なので、客観的に評価するためスケールを用いて患者の疼痛を把握する。

5 褥瘡好発部位の観察・体位変換

- 術後は疼痛が強く、自分では体位変換もままなりません。術直後は術中に形成された褥瘡がないかすぐに確認します。
- 弾性ストッキングによる圧迫も褥瘡形成リスクを高めます。

これも覚えておこう!

MDRPU（医療関連機器圧迫創傷）

医療関連機器によってできる褥瘡のことです。整形外科では、弾性ストッキング・ギプス・シーネ・バストバンドなどさまざまな医療関連機器で褥瘡発生のリスクが高まります。

シーネ圧迫による水疱

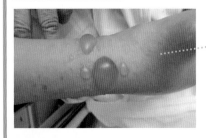

骨折した部位はシーネなどを採型したあとに腫脹することが多く、圧迫による水疱形成が起こります。

シーネ全体をストッキネット（綿素材の下巻材）で保護する。

予防法

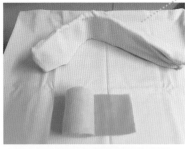

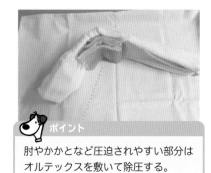

ポイント
肘やかかとなど圧迫されやすい部分はオルテックスを敷いて除圧する。

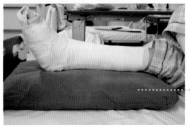

腫脹を軽減するため患部を挙上する。

6 ドレーン管理

目的
- 創部の血液・膿・滲出液・空気の除去、減圧のために体内に留置し、ドレナージチューブを通して排出します[1]。
- 血腫形成・感染の予防が最大の目的です。

開放式ドレーン（ペンローズドレーン）

- フィルム型に分類されるドレーンで、不要な滲出液などを体外に排出させます。カテーテルの排液口付近に、排出液を吸収するガーゼなどを設置します。
- 外部と交通しているため、逆行性感染が起こりやすいです。また、ドレーンの固定が甘くなりやすいため、ドレーンが動くことでも感染リスクは上がります。

低圧持続吸引システム（J-VAC® ドレナージシステムなど）

- 貯留バッグに陰圧をかけ、血液や滲出液などを一定圧で吸引します。

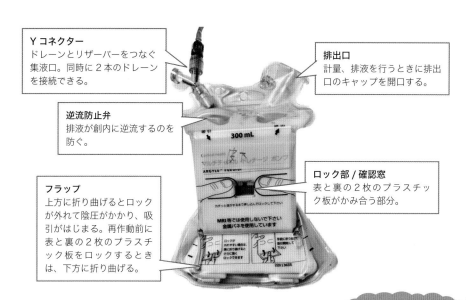

Y コネクター
ドレーンとリザーバーをつなぐ集液口。同時に 2 本のドレーンを接続できる。

排出口
計量、排液を行うときに排出口のキャップを開口する。

逆流防止弁
排液が創内に逆流するのを防ぐ。

ロック部 / 確認窓
表と裏の 2 枚のプラスチック板がかみ合う部分。

フラップ
上方に折り曲げるとロックが外れて陰圧がかかり、吸引がはじまる。再作動前に表と裏の 2 枚のプラスチック板をロックするときは、下方に折り曲げる。

観察すること

- 感染対策
  - ☑ 排液ボトルが床につかないようにする。
- 事故抜去対策
  - ☑ 動く際にドレーンが抜けないようにする。

これも覚えておこう！

ドレーン排液の変化
術直後は血性、徐々に淡血性～漿液性へと移行します。急に血性になるときは医師へ報告しましょう。

血性　　淡血性　　淡々血性　　漿液性

ドレーン挿入時の注意点

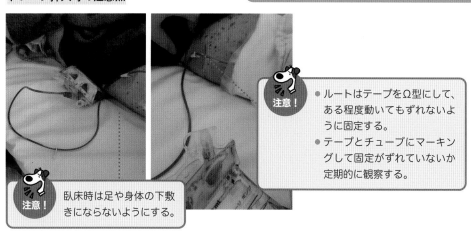

注意！ 臥床時は足や身体の下敷ききにならないようにする。

注意！
- ルートはテープをΩ型にして、ある程度動いてもずれないように固定する。
- テープとチューブにマーキングして固定がずれていないか定期的に観察する。

7 出血管理

- 術後は創部の出血量やドレーンの排液量を観察します。
- 創部はガーゼや包帯などで覆われているため、ガーゼが汚染されていないか観察します。

出血時の対応

- 術直後は感染のリスクもあるため、創部は開放しないことがほとんどです。出血量が多い場合は応急処置が必要なため、速やかに医師に報告しましょう。
- 出血量を観察します。じわじわとガーゼが汚染するような出血であれば、基本的には汚染部にガーゼを当て様子をみます。
- 出血にともなう貧血に注意が必要です。
- 手術の翌日には、ほとんどの場合採血検査があり、必ず貧血の有無を観察します。

根拠 貧血になれば血圧低下となり、進行すればショック状態に陥る可能性もある。創部の観察と合わせてバイタルサインも重要な観察項目。

（谷内恭子）

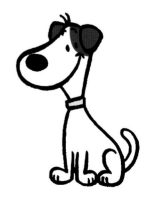

34

③ 整形外科特有の看護

- 患者の苦痛を取り除き、運動機能を回復させ、自立して充実した生活を送るためのサポートをします。

注目！
理学療法士や作業療法士と連携しながら支援する。

- 急性期から、回復期、慢性期にいたるまで長いスパンの看護が求められるのが特徴です。

褥瘡の予防

- 寝たきりなどによって体重で圧迫されている場所の血流が悪くなったり滞ったりすることで、皮膚の一部が赤い色味をおびたり、ただれたり、傷ができてしまいます。
- ポジショニングクッションを用いて背部・殿部・踵の褥瘡を予防します。

踵の除圧

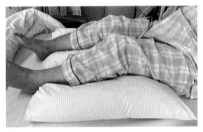

踵の褥瘡予防と仙骨・殿部の褥瘡予防

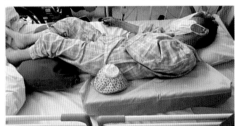

注意！
骨突起部に圧力がかかり過ぎないようにする。

腫脹の防止・緩和

- 患部や腫脹部位を冷やして腫脹を緩和します（アイシング）。

氷嚢

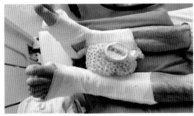

氷嚢や保冷剤は患部、創部、腫脹部位に当てて冷やす。

保冷剤

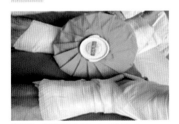

患部に保冷剤を当てて冷やす。

ポイント
氷嚢や保冷剤の清潔管理に留意することが大切。

下肢の挙上

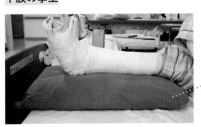

ポイント
下肢挙上時は褥瘡予防の枕より硬い枕を使用する。

🐾 包帯の清潔操作

- シーネ固定時は看護師が毎日包帯の巻き直しを行います。医師が巻き直す場合は、看護師は医師を補助します。
- 巻き直し時に皮膚を観察し、清拭した後保湿します。
- 当院では術後2日目から週2回または週1回のシャワー浴を行います。主治医の許可があれば、シーネや包帯を除去してシャワー浴ができます。

根拠 毎日巻き直しをすることで清潔を保ち、感染を予防する。皮膚のトラブルなど異常の早期発見にもつながる。

注目! 創部の状態や周囲の皮膚の状態を観察しておく。

注目! 創部や周辺を温タオルで清拭し、保湿剤で保湿しておく。

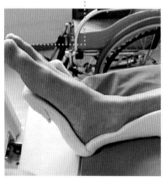
シーネを当てる

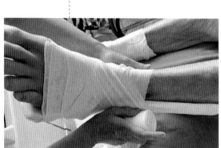
包帯を巻く

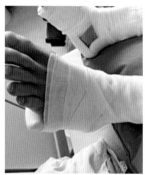
テープを貼付する

🐾 深部静脈血栓症（DVT）の予防

- DVTはなんらかの原因で筋膜よりも深部を走行する深部静脈に血栓が生じることをいいます。

弾性ストッキング装着の流れ

注意! 血栓が生じると肺血栓塞栓症（PTE）など命にかかわる合併症を引き起こす可能性がある。

術後から

看護師の実施項目
- MDRPU（医療関連機器圧迫創傷）予防
- 皮膚の観察
- 皮膚の保湿

手術室入室前

術後4日目

術後14日目

健側の下肢に弾性ストッキング装着フットポンプ装着

弾性ストッキングの患者説明
- 必要性
- 装着方法
- 注意点

術後1週間目

評価項目（必要時）
- 下肢エコー検査
- 採血でのDダイマー値
- CT

弾性ストッキング除去

弾性ストッキングの装着方法

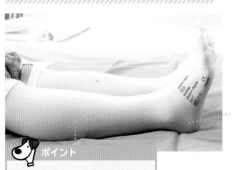

これも覚えておこう！

弾性ストッキングの測定
弾性ストッキングの測定には専用のメジャーを使用し、患者の腓腹部の一番太い箇所を測る。

ポイント
四角の部分が踵に合うようにする。

ポイント
引き延ばしすぎず、ゆるめすぎない適切な圧で装着する。

フットポンプの装着方法

根拠
足底部を機械的に圧迫・弛緩することで血流を生じさせ、DVT のリスクを防ぐことができる。

脚部圧迫用スリーブ

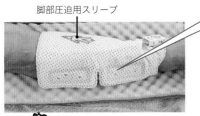

カフの膨らみで血流を促進する

ポイント
電源が入っているか、適切に作動しているか確認する。

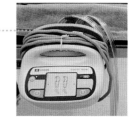

注意！
DVT の発生が疑われる場合はフットポンプなどの圧迫療法は血栓を遊離させ、PTE を引き起こす危険性があるため、即座に中止する。

ポイント
脚部圧迫用スリーブを腓腹部に巻いてチューブとつながっていることを確認してからスイッチを入れる。

🐾 肺血栓塞栓症（PTE）の予防

- 下肢の静脈内で血液が凝固することで生じ、血液の流れに乗って肺に達します。
- 大きな血栓が肺動脈を塞ぐと酸素を取り込めなくなり、死に至る危険性があります。

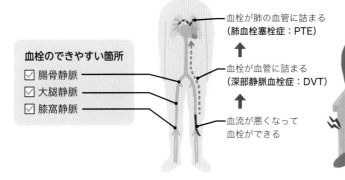

血栓が肺の血管に詰まる
（肺血栓塞栓症：PTE）

血栓が血管に詰まる
（深部静脈血栓症：DVT）

血流が悪くなって血栓ができる

血栓のできやすい箇所
- ☑ 腸骨静脈
- ☑ 大腿静脈
- ☑ 膝窩静脈

注意！
片足に腫脹や痛みがある。呼吸困難や胸の痛みもみられる。

ポイント
弾性ストッキングの着用、水分摂取、下肢運動の促進、抗凝固薬の内服管理を行う。

腓骨神経麻痺の予防

- 下腿の外側から足背と第5趾を除いた足趾背側にかけて感覚が障害され、しびれや感覚が鈍麻します。
- 足関節と足趾が背屈できなくなり、下垂足となります。

根拠 歩行が困難になることを防ぐため、術後から下肢の自動運動やしびれの有無を確認し、弾性ストッキングの調節を行う。

| 感覚が障害される | 感覚鈍麻となる | 足関節、足趾が背屈困難となる | 下垂足となる |

これも覚えておこう！

コンパートメント症候群

- 骨折などによる外傷性の筋肉内出血や浮腫や外固定（ギプス・包帯）などによる長時間の圧迫によって筋区画内圧が上昇して発症します。
- 筋区画内圧が上昇することで筋・神経組織の壊死が起こります。
- 外固定などの圧迫を解除し、圧迫解除で解決しない場合は直ちに筋膜切開術による除圧を行います。

注意！ 急激に発症する蒼白、脈拍消失、疼痛、運動麻痺、感覚障害、腫脹、前腕の場合は手指、下腿の場合は足趾で他動的伸展による疼痛増強がみられる。

コンパートメント症候群　　筋膜切開術後

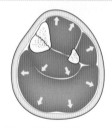
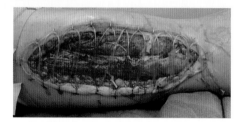

（長谷川千絵）

とくに注意が必要な合併症

🐾 術後出血

- 術後に創やドレーンなどから出血が起こることです。
- 包帯や被覆材による圧迫で止血しますが、出血が持続する場合は当てガーゼを追加してさらに圧迫止血します。
- 出血が多い場合は、貧血の進行や出血性ショックの可能性があります。

被覆材による圧迫

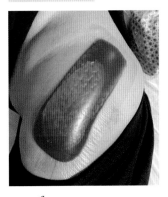

当てガーゼによる圧迫止血

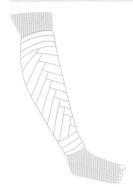

出血性ショックの症状チェックポイント
- ☑ 四肢末梢冷汗
- ☑ 爪先毛細血管 refill time 遅延 > 2 秒
- ☑ 尿量低下
- ☑ 意識レベル低下
- ☑ 不安・不穏
- ☑ 血圧低下がないか
- ☑ 心拍数増加がないか

 根拠 抗凝固薬が中止できない患者もいるため。

注意!
- 内服歴の確認が重要。
- 心拍数を抑える β ブロッカーなどを内服している患者に注意!
- 拍動するような動脈性出血を疑う場合はすぐに医師への報告が必要。

 根拠 心拍数増加の代償がはたらかず、薬剤や輸血によるアナフィラキシーショックの可能性もある。

🐾 術後感染

- 術後早期に起こる場合と術後時間が経って起こる場合があります。
- 慢性の場合は、創部や状態の悪い皮膚・血液などが菌の侵入門戸となり、手術創や手術で挿入したインプラントの周囲で感染が起こります。
- 一度感染すると複数回洗浄の手術や抗菌薬投与など長期間の入院治療が必要となります。

発赤腫脹

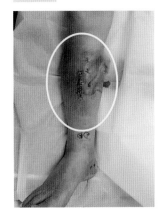

 ポイント
術後の感染は患者の ADL 低下を招くため、徹底的に予防する。

感染徴候チェックポイント

- ☑ 発赤
- ☑ 熱感
- ☑ 腫脹
- ☑ 培養検査
- ☑ 全身の発熱・悪寒・戦慄
- ☑ 採血で炎症反応が高値

根拠 手指などの小さな感染創では採血データに異常がないこともある。培養検査で感染している病原菌を判明させる。

- 予防のために術前後に抗菌薬を投与します。投与期間中は付け替えの際に清潔操作を徹底します。
- 安静が基本です。

これも覚えておこう!

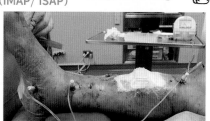

持続的局所抗菌薬灌流 CLAP（iMAP/ iSAP）
- 骨軟部感染症で病巣の局所に有効な濃度の抗菌薬を持続投与し、灌流させる治療法です。
- 骨髄針やチューブを用いて持続陰圧をかけて、目的とする領域に効率よく抗菌薬を誘導しています。

🐾 深部静脈血栓症（DVT）・肺血栓塞栓症（PTE）

- 深部静脈血栓症（deep vein thrombosis：DVT）は、多発外傷や下肢手術後、長期間の寝たきり状態によって下腿の深部静脈に血栓ができる病態です。
- エコノミークラス症候群や地震の際に車中泊で起きた突然死などがこの疾患と考えられています。整形外科下肢疾患の多くは DVT のリスクが高いです。

注意! 深部静脈血栓症の多くは無症候性。

- この血栓が静脈血流により肺に飛んで肺動脈を閉塞し、呼吸循環障害を生じる肺血栓塞栓症（pulmonary thromboembolism：PTE）を起こすと致死的な合併症となります。この PTE は、事前の症状がなく突然発症することがあります。
- 急性静脈還流障害の 3 大症候は腫脹、疼痛、色調変化です。とくに下腿径の左右差に注意します。

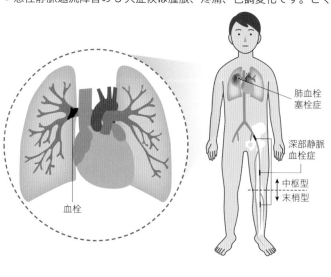

血栓

肺血栓塞栓症

深部静脈血栓症

中枢型
末梢型

下腿腫脹の左右差

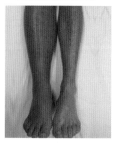

これも覚えておこう!

静脈血栓の形成の3大成因（Virchow の 3 徴）
①静脈の血流停滞
②血液の凝固亢進
③静脈の内皮障害

- Wells スコア、採血、D ダイマー、下肢静脈超音波検査、造影 CT 検査で診断します。

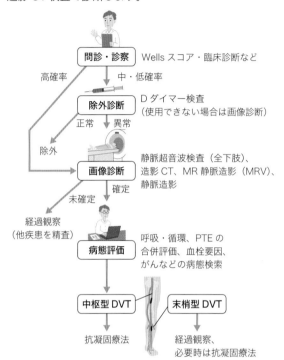

問診・診察　Wells スコア・臨床診断など

高確率　　中・低確率

除外診断　D ダイマー検査
（使用できない場合は画像診断）

正常　　異常

除外

画像診断　静脈超音波検査（全下肢）、
造影 CT、MR 静脈造影（MRV）、
確定　　静脈造影

未確定

経過観察
（他疾患を精査）

病態評価　呼吸・循環、PTE の
合併評価、血栓要因、
がんなどの病態検索

中枢型 DVT　　末梢型 DVT

抗凝固療法　　経過観察、
必要時は抗凝固療法

Wells スコア

臨床的特徴	点数
活動性のがん（6 カ月以内の治療や緩和的治療を含む）	1
完全麻痺、不完全麻痺あるいは最近のギプス装着による固定	1
臥床安静 3 日以内または 12 週以内の全身あるいは部分麻酔をともなう手術	1
下肢深部静脈分布に沿った圧痛	1
下肢全体の腫脹	1
腓腹部（脛骨粗面の 10cm 下方）の左右差＞3cm	1
症状のある下肢の圧痕性浮腫	1
表在静脈の側副血行路の発達（静脈瘤ではない）	1
DVT の既往	1
DVT と同じくらい可能性のあるほかの診断がある	-2
低確率	0
中確率	1～2
高確率	≧ 3

文献 2 を参考に作成

- 早期離床が重要です。離床できない間はフットポンプ、弾性ストッキングなどを使用します。
- 血栓ができないように、抗凝固療法を併用して徹底的に予防します。使用薬剤は 10 章を参照してください。

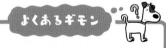

よくあるギモン

抗凝固療法ができない場合はどうするのですか？
多発外傷や頭蓋内、腹腔内、骨盤骨折で出血のリスクがあり、抗凝固療法ができない場合は受傷直後からフットポンプなどで予防します。出血コントロールができるようになれば、抗凝固薬開始を考慮します。

🐾 腓骨神経麻痺

- 長期臥床や外傷、また麻酔後に下肢が外旋して圧迫されることで起こります。
- ギプス・シーネや包帯などで直接圧迫され、医原性に起こる場合もあります。慎重な観察が必要です。

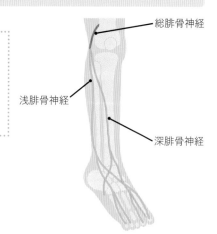

総腓骨神経

浅腓骨神経

深腓骨神経

根拠 意識障害や麻酔下では下肢は外旋しやすく腓骨頭が圧迫される。

ポイント

下腿外側から足背のしびれ、足首と足趾が背屈できなくなり、下垂足となる。

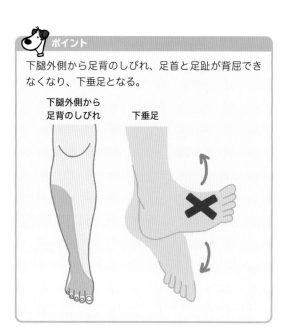

下腿外側から足背のしびれ　下垂足

圧迫されやすい部位

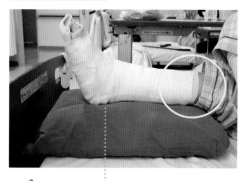

ポイント

腓骨頭部（膝の外側）が外部から圧迫されることで生じる。除圧と、圧迫はないか頻回な観察が必要。下肢の向きに注意し、外旋しないように枕を当てる。

これも覚えておこう！

発生時期が重要
腓骨神経麻痺は有効な治療法が少なく、回復には時間がかかります。入院時や術前後を含めて、つねに評価・記録することが大切です。

（小宮山敬祐）

4章

創の処置・看護・リハ

① 創・外傷処置一般

整形外科における創・外傷

診断・検査・処置

- 生命の危険が切迫している重症外傷では、さまざまな検査よりもまずは蘇生を優先させる必要があります。A（気道）B（呼吸）C（循環）D（中枢神経）E（体温）を把握・評価し、即介入していきます。
- 骨・関節損傷のみならず、頭・胸腹部損傷を合併することが多々あるため、最初に全身 CT を撮影することが多いです。
- その後各部位の X 線を撮影、必要であれば鋼線牽引や創外固定を行います。

高エネルギー外傷

- 名前のとおり大きな力が加わって起こります。一見元気そうに見えても、実は生命に危険を及ぼすような重篤な損傷が潜んでいる可能性があります。
- 外傷診療においてどのようにケガを負ったかの聴取が大切です。受傷機転を知ることは損傷の程度を予測をするうえで非常に重要です。

高所からの転落・墜落
- 成人で 6m（3 階の高さ）以上、小児で 3m（2 階の高さ）以上もしくは身長の 2～3 倍以上

交通事故
- 歩行者、自転車が車に衝突された、轢かれた >30km/h
- 車外に放り出された
- 同乗者の死亡
- 車内の変形 >45cm、患者の座席横のドア変形 >30cm
- 横転、急速な速度変化
- 転倒したバイクと運転者の距離が大きい、30km/h 以上のバイク事故

機械器具に巻きこまれた
体幹部が挟まれた

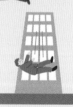

 注目！

高所からの転落・墜落では脊椎骨折・脊髄損傷や骨盤骨折をともなうことが多い。脊椎骨折・脊髄損傷では手術そのものの専門性が高いことに加え、術後に麻痺回復へ向けて長期にわたるリハビリテーションが必要となるため、体制が整った施設での治療が望ましい。

評価

- 理学所見と画像所見の両方が大事です。
- 神経損傷や腱損傷の評価は理学所見が中心となります。
- 血管損傷の評価には触診や肉眼所見だけでなくドップラー、動脈エコー、造影 CT も非常に役立ちます。
- 臨床に即した総合的な解剖知識をもつことが重要です。

プランニング（下肢の例）

部位	損傷組織	プラン
骨	脛腓骨遠位部粉砕骨折　AO42C3.3	関節固定　イリザロフ
神経	脛骨神経○浅腓骨神経○深腓骨神経○	感覚障害無し
血管	前脛骨動脈○後脛骨動脈○腓骨動脈○	触知良好　CT angio 済 ABI SPP 済
筋肉	前脛骨筋・長趾伸筋・ヒラメ筋損傷なし	
皮膚	4cm 大の裂創　骨露出はなし	2nd look　創縁切除のみ 緊張なく縫合可

▦ さまざまな創

刺創

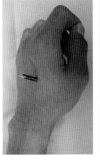
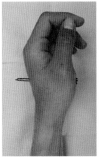
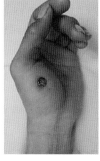
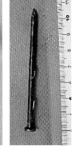

- 釘打ち機を使用中に誤って手に打って受傷されました。
- 神経、血管、腱の損傷はありませんでした。
- 釘には 2 箇所に " 返し " がついていたため、手術室で麻酔 (腕神経叢ブロック) をかけてから慎重に摘出しました。

銃創

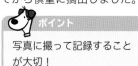

上腕外側　　上腕内側　　前外側胸壁

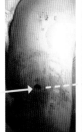
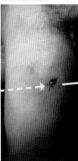
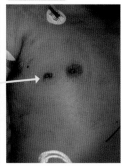

- 拳銃による銃創は低エネルギーですが、ライフル銃の弾丸（重量も重い）の初速は 2〜3 倍以上あり、人体に命中した瞬間にすさまじい衝撃波を起こして弾丸直径の 30〜40 倍もの広範囲にわたって組織欠損（骨、血管、神経すべて）を引き起こします。

上腕骨骨幹部開放性粉砕骨折

胸壁停留弾丸

壁側胸膜上に止まった弾丸。血気胸なし

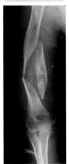
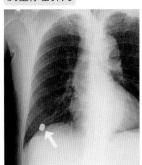
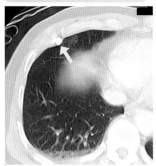

摘出した弾丸

切断創

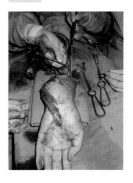

- 交通事故や労働災害が多いです。
- 鋭利な刃物による切断で、切断部組織の挫滅が限局するものは再接着術が適応となります。
- 全体が圧挫されている、引き抜かれている、熱が加わっている、切断後に冷却処置されていない場合などでは再接着できません。断端形成術を行うことになります。
- 腕切断は指切断に比べて再灌流障害の問題から機能回復がむずかしくなります。
- 微小血管吻合 (マイクロサージャリー) ができる手外科専門医が手術します。

手術創

肘部管症候群術後の手術創

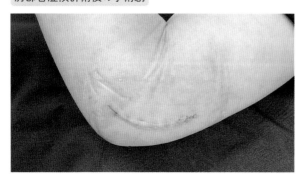

- 清潔な環境の手術室で滅菌された器具や糸を使って丁寧に縫合することできれいに治ります。

糖尿病性潰瘍

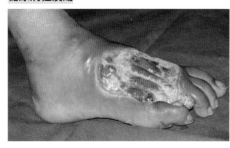
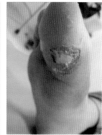

- 原疾患の治療が非常に重要です。血糖をしっかりコントロールし、適切に処置することで切断を免れます。

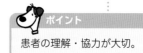
ポイント
患者の理解・協力が大切。

🐾 創管理の基本

🟫 異物の除去・洗浄

- 異物や汚染組織などを徹底的に除去・掻爬（そうは）しつつ、損傷組織を正確に評価します。

創部の洗浄

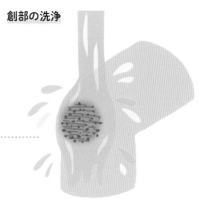

ポイント
1回では掻爬できないことも多いが、数日後、1週間後と繰り返す。

■ モイストウンドヒーリング（湿潤療法）

消毒薬のしくみ

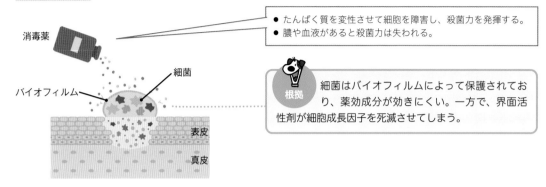

- たんぱく質を変性させて細胞を障害し、殺菌力を発揮する。
- 膿や血液があると殺菌力は失われる。

根拠 細菌はバイオフィルムによって保護されており、薬効成分が効きにくい。一方で、界面活性剤が細胞成長因子を死滅させてしまう。

- 従来は毎日のように創を消毒・軟膏やガーゼで保護・開放して治癒を待っていたが、現在は創を消毒せず、洗浄して閉鎖空間をつくり治癒を促進させます。

創傷被覆材（ドレッシング材）のしくみ

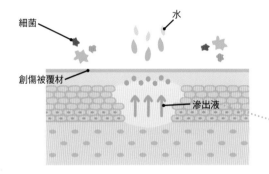

- 創傷被覆材は創を適度に湿った状態に保ちます。密封された閉鎖空間で、滲出液中の創を治そうとする物質（細胞成長因子など）がはたらき、皮膚の再生を助けます。

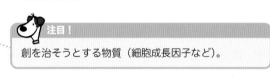

注目！
創を治そうとする物質（細胞成長因子など）。

（美浦辰彦）

術前後の創・外傷処置

被覆材の種類と特徴

タイプ	特徴	製品例	貼付する創部の例
ポリウレタンフィルム	● 片面が粘着面の透明フィルム ● 密閉性に優れるが、水蒸気や酸素は透過する ● 滲出液が多い創には不向き	**IV3000 ドレッシング** ● 低アレルギー性のアクリル系粘着材を使用しており、肌の負担を軽減する。	● 出血や滲出液がない（抜糸後など）。
不織布パッドまたはフォーム材とポリウレタンフィルム	● 吸水性を有する不織布パッドまたはフォーム材とポリウレタンフィルムからなる ● 被覆材を剥がさず創部を観察できる ● 粘着剤を格子状に塗布することにより、肌の負担を軽減	**オプサイト® Post-Op II** ● 吸収パッド付きの透明ドレッシング材。 **オプサイト® POST-OP ビジブル** ● 貼付したまま創の観察が可能で、血液や滲出液の吸収性にも優れた縫合創用ドレッシング材。	● 出血や滲出液がある。
ハイドロコロイド	● 外層は摩擦を軽減するポリウレタンフィルム ● 内層に親水性コロイドを含む粘着面	**レプリケア® ET** ● 滲出液を吸収してゲル化することで、肉芽を損傷せずに創面を保護する。	● 出血や滲出液が少なく、真皮までの損傷に留まっている。
ポリウレタンフォーム	● 外層は防水性、高水蒸気透過性フィルム ● 内層は吸収性に優れたポリウレタンフォーム ● 創接触面は粘着性なし	**ハイドロサイト® プラス** ● 親水性ポリマーを含有したポリウレタンフォームが滲出液を吸収、最適な湿潤環境を作り治癒を促進する。	● 滲出液が多く、皮下脂肪組織まで損傷している。

水　　細菌

ハイドロコロイド材のしくみ
酸素を遮断するため創は低酸素となり、代償的に毛細血管形成が促進されて創治癒が進行する。

画像は文献 4 より転載

薬液による足浴

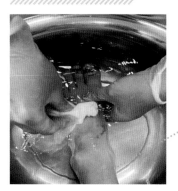

● 当院では、感染予防と創治癒の促進のために薬液による足浴を行います。

ポイント

滅菌した洗面器にベンザルコニウム塩化物を溶かし、ガーゼで汚れを落とすように優しく洗う。

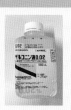

直達・介達牽引

目的

● 骨折や脱臼の整復、固定
● 関節の安静、拘縮による変形の防止
● 免荷
● 安静
● 疼痛予防　など

これも覚えておこう！

大腿骨近位部骨折の術前待機期間
近年、高齢者の大腿骨近位部骨折などは可能な限り早期に手術を行うことが推奨されており、介達牽引を行う機会は減ってきています。

直達牽引	介達牽引
● 骨にワイヤーを刺入して直接重錘で牽引する。 ● キルシュナー鋼線牽引などがある。	● スポンジゴムと弾性包帯を使用したスピードトラック牽引が代表的。
● 牽引力が強い。	● 牽引力は弱い（2〜3kg）。
● 大腿骨骨折・下腿骨骨折などの整復位保持、短縮予防、疼痛軽減目的で実施する。 ● 手術までの待機期間に行う場合もある。 ● 股関節脱臼骨折整復後では、関節面への除圧・免荷、屈曲拘縮予防目的で行われる。	● 大腿骨近位部骨折の術前待機期間や小児上腕骨顆上骨折などで適応がある。 ● 長期間の牽引には向かない。
● 局所麻酔下で実施。 ● 無菌操作が必要。	● 簡単に実施できる。

直達牽引（キルシュナー鋼線牽引）

必要な物品

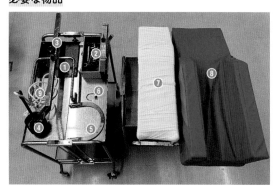

❶ ゴム板
❷ レンチ
❸ 滑車
❹ 重錘
❺ 馬蹄
❻ S字フック
❼ ブラウン架台
❽ 架台
❾ ロープ

これも覚えておこう！

患者・家族の不安を取り除く
キルシュナー鋼線の刺入は不安や恐怖を与えることがあります。疼痛のコントロールだけでなく、精神面のケアにも留意しましょう。

牽引時に観察すること

注意！ 患者の肢位・体位は正しいか

注意！ 指示通りの方向で牽引されているか

ポイント
受け皿（円板）が直接皮膚に触れないようにYガーゼを挟む。

注意！ 重錘が床についていないか

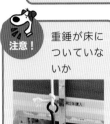
註2を購入

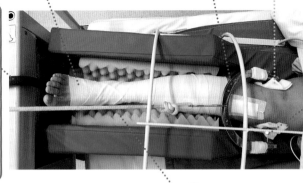

注意！
- 感染予防のため、ピン刺入部に出血・腫脹・発赤がないか確認する。
- 刺入部の消毒とガーゼ交換を適宜行う。

注意！
- 牽引による神経障害・循環障害がないか
- 褥瘡がないか

注意！
- ロープにたるみはないか
- ロープは滑車を通っているか

■ 介達牽引（スポンジ・スピードトラック牽引）

ヒーリフト トラクションブーツ

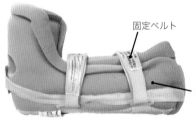
固定ベルト
Dリング

- 大腿骨近位部骨折の術前に使用します。整復・疼痛の緩和を目的としています。

牽引時に観察すること

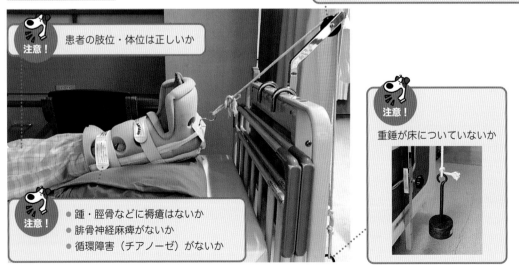
注意！ 患者の肢位・体位は正しいか

注意！
- ロープにたるみはないか
- ロープは滑車を通っているか

注意！ 重錘が床についていないか

注意！
- 踵・脛骨などに褥瘡はないか
- 腓骨神経麻痺がないか
- 循環障害（チアノーゼ）がないか

🐾 創外固定

📕 目的

- 身体の外側からワイヤーやスクリューを用いて骨を固定します。
- 骨の変形を矯正したり、短い骨を伸ばしたり、時間をかけて治療します。

ポイント
低侵襲で迅速に固定できる。

📕 創外固定時の処置

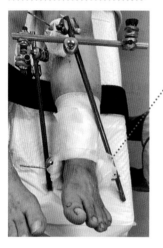

- 腫脹軽減のため患肢を挙上します。踵部の褥瘡を予防するため踵部を除圧し、布団が触れないようにします。ピン刺入部の感染予防にも留意します。

注意！ 患部を把持すると疼痛が起こる。創外固定具を持って介助する。

観察チェックリスト
① 骨折部や創部の疼痛の有無
② 創部からの出血や滲出液の有無
③ 循環障害の有無（動脈触知・冷感・浮腫・チアノーゼなど）
④ 末梢神経障害の有無（痺れ・疼痛・知覚鈍麻・神経麻痺）
⑤ ピン刺入部の発赤・腫脹・疼痛・滲出液の有無（感染徴候）・固定のゆるみの有無
⑥ 炎症反応、貧血などの血液学的所見

🐾 局所陰圧閉鎖療法（NPWT）

- 局所陰圧閉鎖療法（negative pressure wound therapy：NPWT）とは、傷にスポンジに似たフォーム材を当て、その上をフィルムで密封して吸引装置を使い、傷に陰圧をかけることにより傷の治りを促す治療法です。

📕 NPWT の作用機序

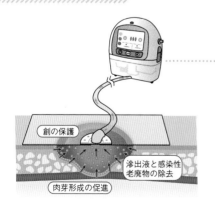

創の保護
滲出液と感染性老廃物の除去
肉芽形成の促進

注目！

メリット
- 持続吸引により余分な滲出液を排出できる。
- 被覆材が創傷の表面に密着し、表面に発生するずれ力が抑えられ治りが早くなる。
- 持続的に創傷の周囲が吸引されることでむくみが軽減される。
- 洗浄・ガーゼ処置のような毎日の処置が不要で患者の負担軽減になる（週1〜2回の交換）。
- 移動可能で活動制限が少ない。

デメリット
- 血流が途絶えた部位には使用できない。

これも覚えておこう！

効果的な時期に使用する
周囲の感染徴候が落ち着いてから使用します。

RENASYS® TOUCH 陰圧維持管理装置

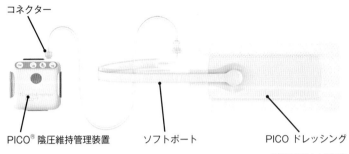

PICO® 創傷治療システム

コネクター

PICO® 陰圧維持管理装置　　ソフトポート　　PICO ドレッシング

画像は文献4より転載

- 入院のみで使用可能。
- タッチパネルであるため、操作が簡便。

- 単回使用の携帯型キャニスターレス局所陰圧閉鎖療法システム。
- 入院・外来・在宅で使用可能。

🐾 iMAP・iSAP

持続的局所抗菌薬灌流（continuous local antibiotic perfusion：CLAP）

- 骨髄内抗菌薬持続灌流（intra-medullary antibiotics perfusion：iMAP）
  骨髄に針を挿入し、そこから高濃度の抗菌薬を持続灌流することで骨軟部組織の感染を制御する方法。

- 軟部組織内抗菌薬持続灌流（intra-soft tissue antibiotics perfusion：iSAP）
  軟部組織の感染に対して高濃度の抗菌薬を持続灌流させる方法。

創部はこんな状態

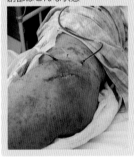

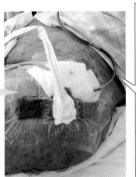

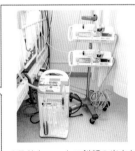

メラサキュームで創部の出血などを吸引する。

word

メラサキューム： 体内にたまった血液や分泌液などを持続的に体外に排出する電動式の低圧吸引器。

🐾 ギプス・シーネ固定時の看護

📋 固定の目的

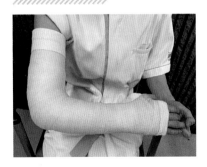

- 患肢や関節の安静を保持します。
- 骨折や脱臼整復後の固定を行います。

注意！ 拘縮を予防するため、固定していない関節はよく動かすようにする。

■ ギプス固定時に注意すること

- ギプスは簡単に除去できないため、神経・循環障害がないか適宜観察することが重要です。
- 神経障害の症状が増悪する、または改善しない場合は医師に報告し、すぐにギプスをカットします。
- すみやかに処置を施さなければ、コンパートメント症候群、フォルクマン拘縮などの重篤な合併症に至る場合もあります。

■ シーネ固定時に注意すること

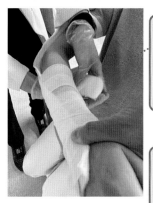

注意！ シーネにずれやゆるみがあると固定力が失われるため、医師に報告して随時シーネの巻き直し、作成し直しを行う。

注意！ シーネによる圧迫で疼痛、しびれ、運動障害がないか、また皮膚損傷を起こしていないか観察する。

これも覚えておこう！

ギプスヒール

歩行時にギプスの破損を防ぐため、ヒールを付けます。前足部に荷重制限がある患者にも使用します。

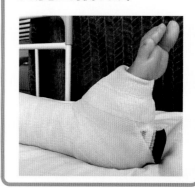

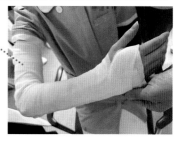

これも覚えておこう！

水疱

骨折すると損傷を受けた部分の組織が腫脹することで、行き場を失った水分（血清やタンパク質が混ざった物）が組織から染み出て皮膚の表面に溜まり水疱を形成します。受傷直後の腫脹によって水疱を形成することが多いため、急性期はクーリング、患肢挙上を行って腫脹軽減を図ります。

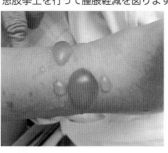

ポイント

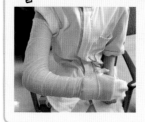
当院ではオルテックスやエスアイエイド、ストッキネットを使用して褥瘡を予防している。

（田原 舞・鍋田真知・小笠原知沙・楠瀬双葉）

5章

脊椎の疾患・治療・看護・リハ

① 脊椎のおもな疾患

🐾 腰椎の疾患

🔲 腰椎椎間板ヘルニア

- 腰の背骨（腰椎）の椎間板が後方に飛び出したものを腰椎椎間板ヘルニアといい、腰痛をともなうことがあります。
- 腰椎椎間板ヘルニアが物理的に神経を圧迫すると下肢に痛みを……感じます。
- 神経の圧迫の程度が強い場合には、足に力が入りにくくなって転んだり膝折れしたり、排尿の障害が出る可能性があります。

ポイント
立ったり座ったりすることで痛みが強くなり、日常生活に支障をきたすようになる。

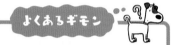
よくあるギモン

神経症状で四肢以外の自律神経障害が起こることがありますか？
いずれの部位でも障害が強ければ神経因性膀胱・直腸障害が起こるので、尿失禁や便失禁の有無は重要な所見です。また上位頚椎では呼吸障害を引き起こすことがあるので注意が必要です。頚椎や上位胸椎の疾患では交感神経の遮断により徐脈や低血圧、気管分泌過多が起こることがあります。体幹の不安定感がみられることもあります。

腰椎椎間板ヘルニアの MRI

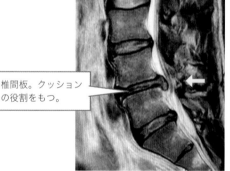
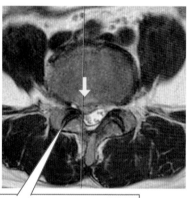

椎間板。クッションの役割をもつ。

腰椎の椎間板が後方に飛び出した腰椎椎間板ヘルニア。神経を圧迫し、下肢に痛みを感じる。

腰部脊柱管狭窄症・腰椎変性すべり症・腰椎分離すべり症

腰部脊柱管狭窄症の MRI

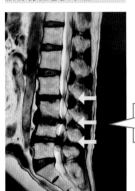

多椎間で脊柱管が狭窄している。

- 腰椎部分の靱帯が肥厚(ひこう)したり、骨・椎間板などが変形・変性したり、腰椎がすべり症によって前後方向にずれることにより脊柱管とよばれる神経の通り道が狭くなり、神経を物理的に圧迫することで下肢にしびれや痛みが生じます。

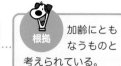

根拠　加齢にともなうものと考えられている。

- 腰部脊柱管狭窄症の下肢痛の特徴は、歩行中に下肢痛やしびれが悪化して歩けなくなり、座位や前かがみでは症状が軽くなってまた歩けるようになる間欠跛行(かんけつはこう)です。

ポイント　自転車の運転では症状が出現しにくい。

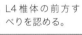 **よくあるギモン**

同じ下肢しびれでも頚椎疾患と腰椎疾患では症状に違いがありますか？
腰椎疾患は罹患した神経根や馬尾神経の領域に症状が起こることが多く、歩いては休むという症状の間欠性跛行が起こることが多いです。一方で頚椎疾患では下肢全体のしびれや痙性歩行の症状が出現します。

不安定性のある腰椎変性すべり症の X 線像

L4 椎体の前方すべりを認める。

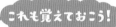 **これも覚えておこう！**

なぜ間欠跛行が起こるのですか？
間欠跛行は、痛みや脱力により休み休みでないと歩行できない状態です。立位では座位に比べて腰椎が伸展（前弯）します。腰椎の伸展位では黄色靱帯のたくれこみが起こり、狭窄がより強くなります。歩行や立位で狭窄している状態が長くなると神経障害や血流障害を引き起こすために、間欠跛行が起こります。

- 腰椎変性すべり症や腰椎分離すべり症では、脊椎不安定性をきたし、腰痛を引き起こすことがあります。

🐾 頚椎の疾患

■ 頚椎椎間板ヘルニア・頚椎症性脊髄症・頚椎症性神経根症・頚椎症性筋萎縮症・頚椎後縦靭帯骨化症

頚椎椎間板ヘルニアの MRI

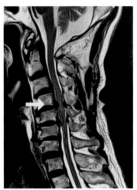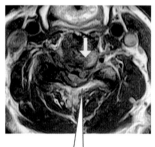

椎間板ヘルニアによる脊髄の圧迫がある。

● 頚椎や椎間板などが変形・変性し、脊髄や神経根が圧迫されることによって手足の痛みやしびれが出現し、動きが悪くなる疾患です。

ポイント

頚椎の椎間板が大きく飛び出せば頚椎椎間板ヘルニア、頚椎の後縦靭帯とよばれる膜が骨のように変化すれば頚椎後縦靭帯骨化症、頚椎の骨や椎間板や靭帯が複合的に変形すれば頚椎症という。

● 頚部の神経がこれらの疾患によって圧迫・障害されることで、①神経根症、②筋萎縮症、③脊髄症の症状が表れます。

① 神経根症

手・腕に痛みやしびれが出現します。激痛で夜眠れない患者もいます。頚椎を動かすと手・腕の症状が強くなることが特徴です。

② 筋萎縮症

手・腕の筋力低下と筋肉の萎縮（細くなる）が起こります。肩を挙げにくくなる近位型と、指を動かしにくくなる遠位型があります。

③ 脊髄症

「ボタンかけがしづらくなる」「お箸で上手に食べ物をつかめなかったり食べ物を落としたりする」「字をきれいに書けなくなる」など、おもに手を使った動作が困難になります。さらに足の症状として、歩行中に「脚がもつれて転倒しそうになる」「階段などで手すりを持たなければならなくなる」ようになります。また、手足のしびれも出てきます。

比較的若い患者は、かけ足をしにくくなるなどの軽度の症状で自覚できますが、高齢者では早期に発症に気づくことがむずかしく、症状が進行してしまうと支えなしには歩けなくなります。

手足の症状や筋力・反射などの診察所見と、X 線での頚椎の変化や MRI での脊髄の圧迫などの検査所見を総合的に判断して診断します。

注意！ 「年のせい」とみなして気づかないこともある。

これも覚えておこう！

四肢麻痺の患者への頚椎過伸展はダメ！枕が大事！
頚椎は伸展すると黄色靭帯のたくれこみによって脊髄が圧迫されます[1]。高齢者に多い胸椎後弯により、仰臥位で頚部の後方にスペースができてしまい、頚椎が過伸展することで麻痺が増悪する場合があります。術前の圧迫がある患者では、十分な高さの枕を用いて頚椎過伸展を避けましょう。

（林 哲生）

② 脊椎のおもな治療

🐾 腰椎の疾患

保存治療

- 原則的には薬物療法による保存治療から行います。
- 下肢のしびれや痛みのような神経障害性疼痛に対してはミロガバリン・プレガバリンなどを選択します。
- 腰部の椎間関節や傍脊柱筋に由来する侵害受容性疼痛と思われる腰痛に対しては、消炎鎮痛薬の内服などの治療を開始します。そのほか、慢性疼痛に対してはデュロキセチンや弱オピオイドの内服も検討します。
- 腰部脊柱管狭窄による腰部の血流障害による神経症状を考える場合はプロスタグランジン製剤の内服も行います。
- 症状が改善しない場合や症状が悪化する場合、日常生活に著しい障害がある場合などには手術療法を検討します。

リハビリテーションでの物理療法として、牽引治療や温熱療法があり、症状に応じて行われることもある。

下肢の筋力低下や膀胱直腸障害（自分で尿が出せない、失禁など）が生じている場合にも可及的早期の手術が望ましい。

手術治療

除圧術による腰部脊柱管狭窄の改善

術前

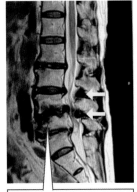

L3/4 および L4/5 に狭窄を認める。

術後

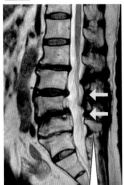

除圧され狭窄が改善している。

- 肥厚した骨や靭帯を切除し、脊柱管（神経の通り道）を広げる手術をまず考慮します。そうすることで下肢の痛み・しびれ・脱力といった下肢症状の改善を期待します。

これも覚えておこう！

内視鏡手術と顕微鏡手術

- 脊椎手術で詳細な作業をする際は、内視鏡で行う場合と顕微鏡で行う場合があります。どちらも手術成績は良好で、どちらが良いとか悪いとかはなく、施設や術者の考え方で選択が決まることが多いです。
- 内視鏡手術のメリットは、皮切が小さいので侵襲が少ないことです。デメリットはオリエンテーションがつきにくく、手技の習熟まで時間を要することが挙げられます。

内視鏡下椎間板摘出術（MED）

- 椎間板ヘルニアによる圧迫がおもな原因の場合は、ヘルニア摘出術を行います。ヘルニアの状態に応じて内視鏡下椎間板摘出術（Microendoscopic Discectomy：MED）や顕微鏡下のヘルニア摘出術などが選択されます。
- 下肢症状を引き起こす原因に、脊椎不安定性が強く関与している場合は、金属製の固定具を使用した脊椎固定術を併用することも可能です。
- 脊椎の不安定性がなくても、ヘルニアの場所によって背骨の関節を切除したことで結果的に不安定性が生じる場合や、背骨の手術後の再手術の場合で固定手術が必要になる場合があります。

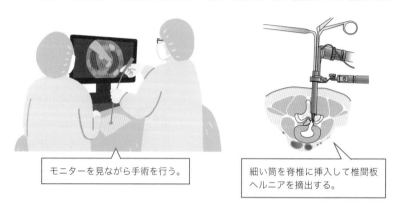

モニターを見ながら手術を行う。

細い筒を脊椎に挿入して椎間板ヘルニアを摘出する。

腰椎変性すべり症に対する腰椎前方後方椎体間固定術
（側方椎体間固定［LIF］＋後方固定）

術前

術後

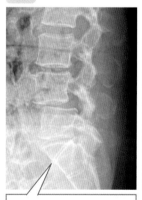
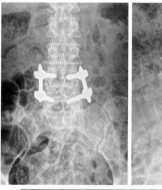
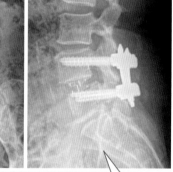

第4腰椎が前方にすべっており、L4/5で後方開大があり、不安定な状態である。

不安定なL4/5椎間に対して、ケージによる側方椎体間固定およびスクリューシステムによる後方固定が行われた。

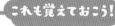

これも覚えておこう！

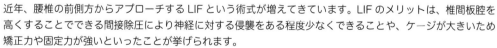

腰椎前方手術（LIF）の合併症

近年、腰椎の前側方からアプローチするLIFという術式が増えてきています。LIFのメリットは、椎間板腔を高くすることでできる間接除圧により神経に対する侵襲をある程度少なくできることや、ケージが大きいため矯正力や固定力が強いといったことが挙げられます。

一方で、腰椎前方にある大動脈や分節動脈を損傷することによる大出血、腸管損傷による腹膜炎、腸閉塞、尿管損傷、腰神経叢障害（大腿部のしびれ）、交感神経節障害（下肢が温かく感じる）など、前方手術特有の合併症は知っておいたほうがよいでしょう。

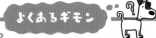

よくあるギモン

脊椎の手術には「LIF」がついていることが多いのですが何を表すのでしょうか？

- 「LIF」は「Lumbar Interbody Fusion」の略で、脊椎前方にある椎体同士を直接固定する椎体間固定を意味し、強固な固定が期待できる術式です。椎体間固定を行う方向によって接頭語が変わります。
- 腹臥位で後方から進入するのは PLIF（椎間関節をある程度温存し、後方 [Posterior] からアプローチする）と TLIF（椎間関節を切除し、椎間孔 [Transforaminal] からアプローチする）があります。一方、側臥位で側方から経後腹膜腔を通じて進入するのは LLIF（側方 [Lateral] からアプローチする）といい、そのなかには OLIF（椎体間へは斜め前 [Oblique] からアプローチする）や XLIF（椎体間へ真横 [Extreme lateral] からアプローチする）や DLIF（まっすぐ [Direct] 真横からアプローチする；XLIF と同じ方法）があります。

頚椎の疾患

保存治療

- 薬物療法による保存治療を原則とします。
- 軽微な手足のしびれや首の痛みに対しては鎮痛薬の内服などで症状の経過をみます。
- 関節や筋肉由来の痛み（侵害受容性疼痛）に対しては、アセトアミノフェンや非ステロイド性抗炎症薬（NSAIDs）が有効であることが多く、ビリビリ痛い・ジンジン痛いなどのしびれをともなうような神経障害性疼痛に対しては、ミロガバリンやプレガバリンを投与します。
- そのほか、慢性疼痛に対してはデュロキセチンや弱オピオイドの内服も検討します。リハビリテーションでの物理療法として、牽引治療や温熱療法があり、症状に応じて行われることもあります。

手術治療

- 脊髄症（手を動かしにくい、歩行しづらいなど）が発症した場合や、強い神経根症状（激しい上肢の痛みや長期間の上肢の痛み）によって日常生活に支障をきたす症状が出た場合は手術を考慮します。
- 頚椎と脊髄・神経の状態を詳細に検討し、頚椎の後方から圧迫を取り除く頚椎椎弓形成術や頚椎椎間孔拡大術、そして頚椎の前方から圧迫を取り除き固定する頚椎前方除圧固定術などの手術で治療します。

頚椎椎弓形成術

頚椎症性脊髄症の手術前後の MRI

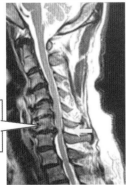 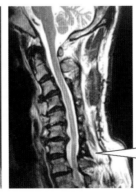

C6/7 に狭窄と脊髄の信号変化がある。

C4〜C7 で椎弓形成術を行い、脊髄が除圧され狭窄が改善している。

5章 脊椎の疾患・治療・看護・リハ ❷ 脊椎のおもな治療

頚椎前方除圧固定術

頚椎椎間板ヘルニアに対する
頚椎前方除圧固定術

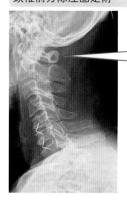

頚椎に対して前方から進入し、椎間板や骨棘の切除により脊髄を前方から
除圧した。
除圧範囲にケージを挿入して固定を行い、2椎間の除圧固定術を施行した。

ポイント

頚椎が前後方向にずれるすべりをともなう場合や、高度な脊髄の圧迫をともなう場合にはスクリューやプレートなどインスツルメンテーションを使用した手術が必要になる場合がある。

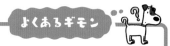
よくあるギモン

頚椎と腰椎の治療の違いは何ですか？
脊柱管の中に入っている神経は、頚椎から胸腰椎移行部までは脊髄であり中枢神経ですが、腰椎部は馬尾神経であり末梢神経です。頚椎や胸椎のような脊髄レベルの手術を行う際は、神経が脆弱なため、より慎重な手術操作や術後管理が必要です。

（林 哲生）

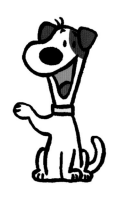

③ 脊椎術後のおもな合併症

- 脊髄や馬尾神経の除圧操作や椎体固定術を行う脊椎手術では、十分な神経学的な観察が必要です。
- 四肢麻痺や四肢の痛みやしびれは術後すぐに消失するものではなく、遺残することもしばしばあります。重要な合併症には、硬膜外血腫と手術部位感染があります。

根拠 重篤な術後合併症を引き起こすことがあり、時に不可逆な麻痺が起こることがあるため。

脊椎手術にともなう合併症
- 術後硬膜外血腫
- 手術部位感染
- 術中神経損傷(術中操作・体位変換)
- 深部静脈血栓症／肺血栓塞栓症
- 髄液漏
- 固定術後の偽関節
- インプラントの位置異常や骨粗鬆症によるスクリューのゆるみ
- 椎骨動脈損傷による出血や脳梗塞

硬膜外血腫

- 脊椎の手術を行うと、術中だけでなく、術後も出血します。出血源は、筋肉や切除した骨・硬膜外腔です。
- 術中や閉創の前にはある程度の止血を確認して手術終了としますが、術中には止血されていた出血が、術後の痛みや体動による血圧上昇、軟部組織の動きによって再度出血することがあります。

根拠 ドレーンを硬膜外腔に設置して手術を終えるが、出血の量や部位、ドレーンの位置や閉塞によってドレーンが十分に機能しないこともある。

術後硬膜外血腫における頚椎MRI

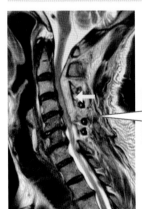

硬膜外血腫による脊髄の圧迫がある。

- 術後にも出血は必ずありますが、術後血腫によって、下肢麻痺を起こした場合や、下肢の激痛を引きおこした場合は、可及的早期にMRI撮影し、再手術で血腫除去を行います。

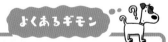
よくあるギモン

なぜ術直後に四肢の動きを確認しないといけないのですか？
麻酔の影響で術直後の患者は従命に応じないこともあり、評価が困難です。しかし麻酔が術中操作による神経損傷なのか、それとも術後血腫による神経麻痺なのかの判断は非常に重要です。なぜなら、通常の血腫は術後から徐々に増悪してくるため、経時的な四肢の動きの変化が診断に重要な役割を果たすからです。

術後硬膜外血腫を適切に診断して治療するポイント
- 術前の麻痺や痛みの部位を正確に把握しておく
- 手術での硬膜損傷や神経損傷の有無および電気生理学的検査での異常所見の有無について申し送りを通じて把握する
- 帰室時の四肢の動きや痛みの部位をチェックしておく
- 痛みは血腫の初期症状であることが多い
- 看護師による麻痺の発見が早期発見につながることが多い
- 進行する麻痺や激烈な痛みは血腫除去術が必要になるため、主治医と密に連絡をとる

これも覚えておこう！

申し送りによる情報共有が大切
麻痺がいつ起こったのかを知るためには、術前の麻痺の状態を把握しておくことや、術中に硬膜損傷が発生していないか、術中の電気生理学的検査で異常が出ていないかなど術中の麻痺発生を示唆する項目を知ることなど、申し送りによる情報共有が重要です。

手術部位感染

- 術後に創の状態が悪い場合や、熱が出る場合は、手術部位感染を疑います。
- 可及的早期に MRI で膿の存在を確認し、血液培養や創の穿刺培養を行い、起因菌の同定に努めます。その後、手術室で創洗浄や抗菌薬投与をします。
- 脊椎インプラントを使う手術では、早期発見および早期治療介入が合併症に対する治療成績に影響します。

注意！ 高齢者やコンプロマイズドホスト・インプラントを使う手術・再手術では感染が起こりやすい。

手術部位感染の早期発見のポイント
- 手術創の状態のチェック（滲出液の性状、発赤、熱感、腫脹、波動など）
- 熱型の観察（解熱薬の内服の有無の評価）
- 手術部位の痛みの経過（術後しばらくしてからの痛みの再燃）

根拠 早期に排膿や洗浄を行うことでインプラントを温存できる可能性がある。治療の遅れによるインプラントの抜去は脊柱の不安定性を引き起こし、手術部位の痛みや神経症状か増悪する。

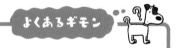

よくあるギモン

術後に発熱！ どう考えたらいいですか？
　熱の原因が手術部位ではなく、その他の要因が熱源になることもあります。一般的には肺炎や尿路感染症や胆嚢炎が多いですが、無症状なこともあります。したがって、理学所見は画像所見、採血データによる総合的な判断が必要になります。抗生剤の投与による薬剤性の発熱の可能性もあるので注意が必要です。

（林 哲生）

④ 脊椎の看護

- 頚椎の固定術（頚椎前方固定術、頚椎後方固定術）後は数カ月、固定力が強いオルソカラーを装着し、頚部の安静と保持が必要です。

根拠 骨癒合するまで不安定な頚椎の前後屈、回旋を制限する。

🐾 装具の着脱・ケア

▣ オルソカラー

- オルソカラーは、久留米大学で考案された顎付きの頚椎カラーです。
- カラーのなかではもっとも前・後屈の固定性が良好で、通気性にも優れており、装着感が良いとされています [2]。

ポイント
既製品でもサイズが選択でき、前後のターンバックルを調整して微調整が可能。

前方

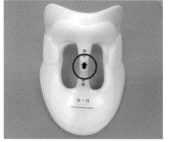

後方

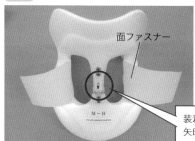

面ファスナー

装着方向を示す矢印がある。

オルソカラーの正しい付け方

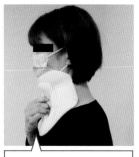

前方パーツを下顎で支える。

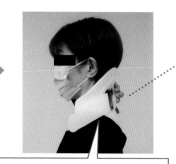

後方パーツは後頭部に位置を合わせる。

注意！

後方パーツを合わせる際に上下を間違えないよう注意する。矢印に合わせて、サイズ表示が下側になるようにする。

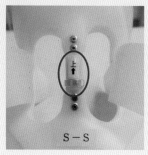

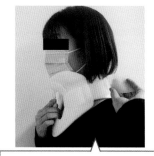

前後を合わせて面ファスナーで固定する。

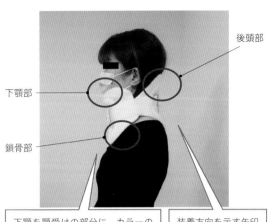

後頭部

下顎部

鎖骨部

下顎を顎受けの部分に、カラーの下縁部を鎖骨部に合わせる。左右対称であるか確認する。

装着方向を示す矢印に向きを合わせる。

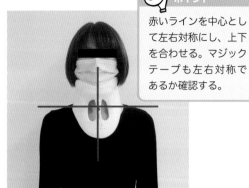

ポイント

赤いラインを中心として左右対称にし、上下を合わせる。マジックテープも左右対称であるか確認する。

正面から鏡で確認する。

装着時はここに注意！

- カラー装着中は頚椎可動性が低下し、筋力低下による肩こりや頚部痛、血流障害による血栓症やめまいなどが生じやすくなります。

根拠 頭部を下顎、後頭部、鎖骨で支え、強固に固定するため。

- 頚椎カラーと接触している部分（後頭部・鎖骨部・前胸部・下顎部・耳介部・上背部）に血流障害が起こる可能性があります。長時間または繰り返し起こることで皮膚の損傷のおそれがあります。頚椎カラー装着時は皮膚の観察とケアが重要です。

ポイント

接触部位の皮膚の観察と保護、褥瘡予防に皮膚保護材ソフトシリコントランスファードレッシング（メピレックス®トランスファー）を使用することもある。

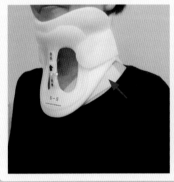
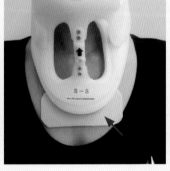
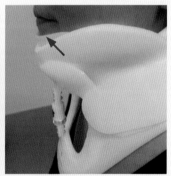

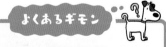

よくあるギモン

なぜ皮膚保護材を使うのですか？
カラーと皮膚の間にガーゼハンカチなどを当てるとカラーと皮膚の隙間でずれが生じやすくなり、逆に皮膚を傷つけるおそれがあります。皮膚損傷のリスクがある場合は皮膚側を保護することが必要です。

臥床時の頚椎枕

側臥位や仰臥位で臥床すると頚椎に変形が生じます。体位変換による頚椎の変形を防ぐために頚椎枕を使用しましょう。寝返りをうつときにも頚部の安静を保持できます。

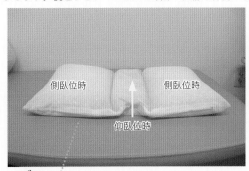

側臥位時　　仰臥位時　　側臥位時

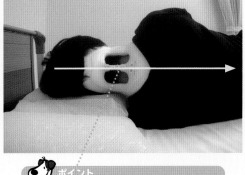

ポイント

中央が低くなっており、仰臥位時と側臥位時で異なる頭部の位置を水平に保つ。

ポイント

側臥位時にもアライメントを保持できる。

■ ソフトカラー

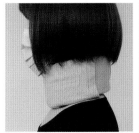
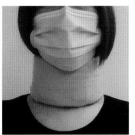

- ソフトカラーはスポンジ製で、固定性に劣ります。
- しかし着脱が容易で、装着感はもっとも良いとされています。
- オルソカラーに比べて頚部の回旋の制限は低く、おもに頚部の前後屈を制限します。
- 頚椎椎弓形成術後に装着します。

脊柱のアライメント

アライメントとは「配列」などの意味があります。脊柱のアライメントとは、一言でいうと背骨の形です。手術によって整えられたアライメントを保持するためにも、装具を正しい位置に装着することが大切です。

■ 硬性コルセット

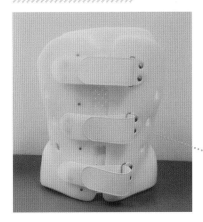

- 脊椎の前後屈・側屈・回旋を制限して脊椎を強い固定力で伸展位に保持します。プラスチック製です。
- 胸腰椎の圧迫骨折、可能性脊椎炎など脊椎の不安定性が強い場合に使用します。

根拠

- 手術によって不安定な脊椎を支持し、固定する。
- 手術部位を安静にすることで筋緊張を改善し、除痛を図る。

軟性コルセット

- 腹腔内圧上昇効果により脊椎および脊柱起立筋への過重負荷を軽減させます。
- 硬性コルセットより固定力は弱く、材質はナイロンメッシュ製です。

ここがキモ！軟性コルセットの装着

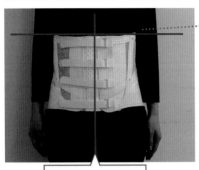

左右対称に合わせる。

注意！ 呼吸や体動で少しずつ位置がずれてくる。（ずり上がり）ずれを予防するため正しい位置（赤い線）で装着し、装着中は位置の確認が重要。

注意！ 上の縁が剣状突起にかからないようにする。

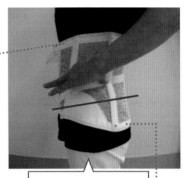

ウエスト位置を合わせる。

注意！ 両下部は上前腸骨稜を覆うように合わせる。

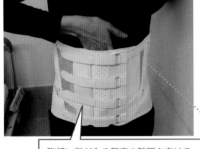

腹部に指が入る程度の隙間を空ける。

根拠 呼吸を妨げないようにする。

腰椎術後の体位変換・ポジショニング

- 腰椎術後は術直後からコルセットを装着します。
- 離床して自力シャワー浴ができるまでは、コルセットを一部除去して看護師介助による清拭を行います。その際は体位・ポジショニングに注意することが必要です。

根拠 コルセットを装着していれば、ベッド上での体位変換は自力で実施可能（医師から指示された安静度の範囲内で）。

ベッド上での清拭の方法

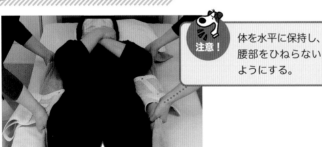

注意！ 体を水平に保持し、腰部をひねらないようにする。

仰臥位でコルセット前面を開ける。コルセットを除去した状態で、身体をねじらないようにするため、タオルを敷く。

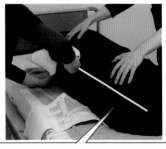

肩甲骨と腸骨部を手で支え背部を真っすぐにして横に向け、背部を清拭する。

■ ドレーン・チューブの管理

注意！ 装着範囲の皮膚変化が起こりやすいため。

- コルセット装着時にドレーン・チューブが挿入されている場合、圧迫や敷き込みによる皮膚損傷のリスクが高まります。
- 皮膚損傷の好発部位はコルセットの上縁・下縁・背部の支柱部・骨突出部（前腸骨部・後腸骨部・恥骨部）です。
- ドレーンによる MDRPU（医療関連機器圧迫創傷）を予防するため、皮膚を保護します。

注意！ 清拭時に皮膚の変化（発赤・反応性の充血・色素沈着など）、痛みの自覚がないか観察する。

皮膚の保護

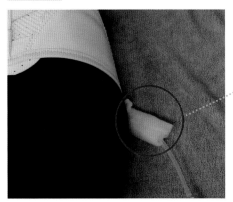

 ポイント

手術室からの帰室時、肌着を着用する際に、ドレーン・チューブが皮膚と接触する部分に下巻き材としてオルソラップ®15cm を 3 つ折りにして巻いて皮膚を保護する。

☙ 術後硬膜外血腫を早期発見するための観察ポイント

■ 頚椎術後

- 創部からの出血が脊髄を圧迫することで脊髄に神経症状が出現し、脊髄麻痺を起こすおそれがあります。MRI 検査の結果により、緊急血腫除去術が必要になります。
- 早期発見が重要です。
- ①②のような症状が出現した場合は速やかに医師へ報告します。

根拠
- 短時間で 50～100mL/ h の出血増量
- 色・性状：強い血性・凝固した血塊
- 創部：ガーゼ上の出血

ここを観察しよう
① 術前にはなかった上肢～肩の強い疼痛の出現（四肢に放散する痛み）。ほかにもしびれ、運動障害、知覚鈍麻、筋力低下に注意する。
② ドレーン排液の異常。
③ 排液量の増量がない。

根拠 血腫によるドレーン閉塞のおそれがある。

 注目

術後血腫による神経症状が出現しやすい時期は
早期：術後 2～8 時間前後 [3]
後期：術後 10～14 日前後

低圧持続吸引器（SB バック）

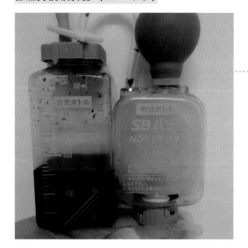

ポイント

陰圧状態を確認→右側の風船が十分膨らんでいるか
出血が多い場合→無理な吸引をしない (等圧状態)。

ポイント

側臥位にすると呼吸がしやすくなる。

頚椎前方固定術後の血腫

● 血腫が頚椎の前方に位置するため気管を圧迫し、窒息する
おそれがあります。

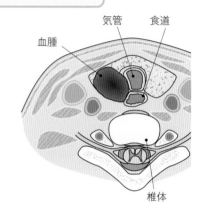

（板井千栄子）

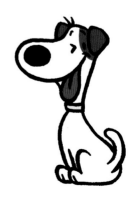

⑤ 脊椎術後の リハビリテーション

● 脊椎疾患の術後リハビリテーションにおいて重要なのは術前・術後の評価、脊椎の安定性の向上と再発予防です。ここでは脊椎術後のリハビリテーションのポイントを解説します。

🐾 評価

● 評価は術前・術後で行い、症状の改善度合いや悪化の有無などを確認します。

> **評価項目**
> ☑ 基本情報
> 　身長、体重、BMI、現病歴、既往歴（高血圧、糖尿病など）
> ☑ 理学所見
> 　感覚検査、筋力検査、反射、疼痛検査（部位・程度）、
> 　整形外科的検査（下肢伸展挙上テスト、大腿神経伸展テスト）
> ☑ 膀胱直腸障害の有無
> ☑ ADL の状況
> ☑ 歩行状態
> 　異常歩行の有無（間欠性跛行、痙性歩行など）
> ・ 歩行補助具の使用状況

🐾 感覚検査

● 各神経髄節の触覚・痛覚やしびれ感の有無を評価します。

触覚検査

● 綿棒などで各髄節の評価点に触れ、正常部位（頬）との違いを「正常」「鈍麻または過敏」「脱失」の3段階で評価します（右／左）。

痛覚検査

● ピンや針で評価点を刺激して痛みの感じ方を正常部位と比較、3段階で評価します。

※例
触覚：C5 正常／鈍麻、C6 脱失／脱失
痛覚：C5 鈍麻／鈍麻、C6 脱失／脱失

感覚検査の評価点

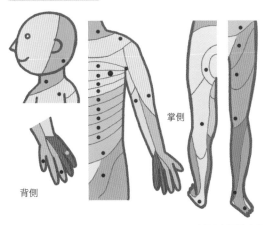

掌側
背側

文献 1 を参考に作成

⬛ 徒手筋力検査（manual muscle test：MMT）

徒手筋力検査の部位と神経高位

上肢	肩関節外転（三角筋）	C5
	肘関節屈曲（上腕二頭筋）	C5
	手関節背屈（手根伸筋）	C6
	肘関節伸展（上腕三頭筋）	C7
	手指屈曲（深指屈筋）	C8
	小指外転（小指外転筋）	T1
下肢	股関節屈曲（腸腰筋）	L2
	膝関節伸展（大腿四頭筋）	L3
	足関節背屈（前脛骨筋）	L4
	母趾伸展（長母趾伸筋）	L5
	足関節底屈（下腿三頭筋）	S1

● 術前後に筋力評価を行い、感覚検査とともに状態を把握します。

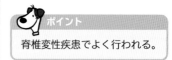

ポイント
脊椎変性疾患でよく行われる。

word
脊髄の略語
● 頚髄：Cervical Spinal Cord（C）
● 胸髄：Thoracic Spinal Cord（T,Th）
● 腰髄：Lumber Spinal Cord（L）
● 仙髄：Sacral Spinal Cord（S）

これも覚えておこう！

徒手筋力検査の段階づけ

5（Normal）	最大限の抵抗に対し最終域を維持できる
4（Good）	強い抵抗に対し最終域を維持できる
3（Fair）	抵抗には対抗できないが、重力に抗して最終可動域まで運動ができる
2（Poor）	重力を除去すると最終可動域まで運動ができる
1（Trace）	重力を除去しても最終可動域まで運動ができない
0（Zero）	筋の収縮なし

文献2を参考に作成

⬛ 頚椎疾患の検査

手指10秒テスト[3]（手指巧緻性障害）
方法：
● 手指の屈曲・伸展を10秒間繰り返しその回数を評価します。
判定：
● 20回以下で陽性となり、手指の巧緻性障害を疑います。

⬛ 腰椎疾患の検査

大腿神経伸展テスト[4]（Femoral Nerve Stretch test：FNS test）
方法：
● 被検者を腹臥位にし、膝関節を90°屈曲し、股関節を伸展します。
判定：
● 大腿前面への放散痛がある場合に陽性となり、L3/4もしくはより上位の病変を疑います。

ポイント
手指をできるだけ早く屈曲・伸展。

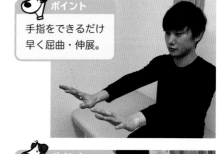

ポイント
大腿前面に放散痛ありで陽性。

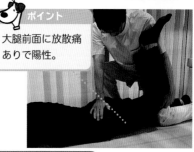

注意！
● FNS test、SLR testとも特異性が低く、単独の検査のみでは判定できない。
● 筋力検査や感覚検査などほかの検査と一緒に行い、整合性を確認する。

下肢伸展挙上テスト[4]（Straight Leg Raising test：SLR test）

方法：

● 被検者を仰臥位にし、膝関節を伸展したまま股関節を屈曲します。

判定：

● 大腿後面から足底にかけての放散痛がある場合に陽性となり、L4/5、L5/S1 の病変を疑います。

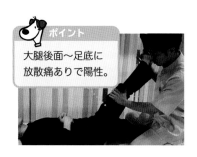

ポイント

大腿後面～足底に放散痛ありで陽性。

🐾 リハビリテーション戦略

● 術後リハビリテーションでは早期離床、柔軟性の向上（ストレッチ）、脊椎安定性の向上（筋力トレーニング）が重要です。

● とくに重要なストレッチと筋力トレーニングの方法を解説します。

📖 ストレッチ

● 頚椎変性疾患では頚部・胸部・肩甲骨周囲のストレッチを行い、正しい姿勢を獲得することで頚部の負担軽減、疾患の再発予防を図ります。

根拠

● 前頚部や胸郭前面の筋の柔軟性が低くなることで巻き肩になる。

● 姿勢が崩れることで頚椎へ過剰なストレスがかかる。

● 腰椎変性疾患では股関節周囲筋ストレッチを行って腰椎へかかる負担を軽減し、症状の悪化や再発を予防します。

根拠

股関節の柔軟性が低下し、下肢の動きで骨盤が過剰に動くことで腰椎のストレスが大きくなる。

頚部・胸部のストレッチ

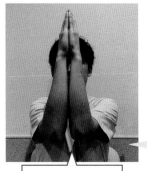

横から見ると……

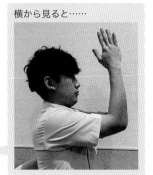

肩・肘を90°曲げ、手掌と前腕をつける。

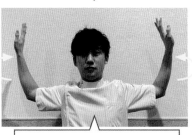

手掌を外に向けながら肘を外へ開く。

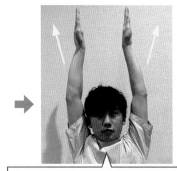

手掌を外に向けたまま斜め後ろへ手を伸ばす。

大腿後面（ハムストリング）のストレッチ

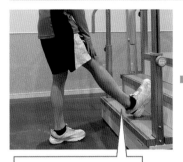

段差に踵をかけ膝を伸ばす。

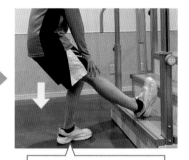

膝を伸ばしたまま腰を落とし、大腿後面を伸ばす。

下腿後面（下腿三頭筋）のストレッチ

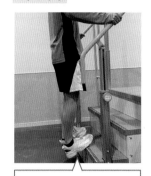

段差につま先をかけて膝を伸ばしたまま、踵に体重をかけて下腿後面を伸ばす。

■ 筋力トレーニング

- 術後早期から筋力トレーニングを実施して筋力を維持・強化します。
- 脊柱の安定性を向上させることで、再発や隣接関節障害を予防します。

根拠 脊椎の術後は手術操作による筋肉の切開やカラー・コルセットの装着による筋力低下や筋力の不均衡が生じる。

頚部の筋力トレーニング

ポイント 術後はカラーやコルセットを装着しているため、ゆっくりと筋肉を伸縮することを意識してもらいましょう。

ポイント 筋力トレーニングは血圧の上昇を防ぐため力を入れるときは息を吐く（呼吸を止めない）ように指導しましょう。

頚部深層筋

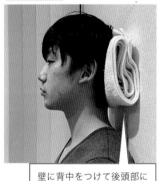

壁に背中をつけて後頭部にバスタオルを当てる。

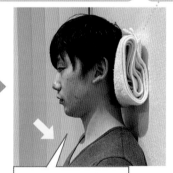

顎を引きながら頭部をバスタオルに押し付ける。

これも覚えておこう！

- 近年では、長時間のスマホの使用などによって頚椎の正常な前弯が失われ、顎が突き出た"スマホ首"が増加しています。
- 頚部後方の筋力を向上させて筋力の前後のバランスを整え、正常な前弯を獲得することが必要です。

腰部の筋力トレーニング

腹横筋

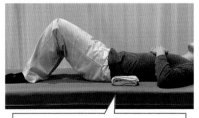

腰の下にタオルを敷き、両膝を立てる。

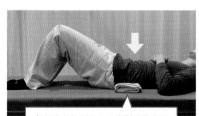

息を吐きながらへそを引き込んでタオルをベッドに押し付ける。

腹直筋

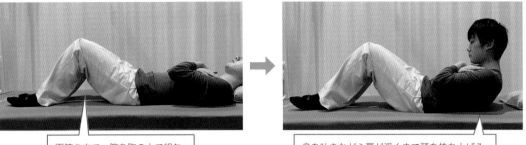

両膝を立て、腕を胸の上で組む。

息を吐きながら肩が浮くまで頭を持ち上げる。

腹斜筋

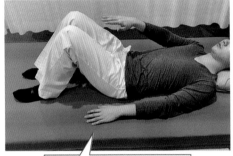

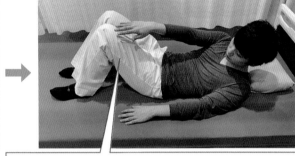

両膝を立て、腕を前方へ伸ばす。

息を吐きながら手のひらが反対の膝に手がつくまで頭を持ち上げる。

多裂筋

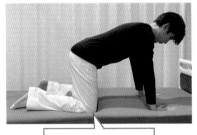

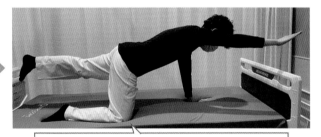

四つ這いの姿勢を取る。

腰を反らないように一方の手と反対の足を水平に持ち上げる。

これも覚えておこう！

- 腹筋群（腹直筋、内・外腹斜筋、腹横筋）、脊柱起立筋（多裂筋）は腰部を取り囲むように走行しており、腹腔内圧を高める作用があります。
- コルセットは腹腔内圧を高めることで腰部の安定性を保ちます。
- 筋力トレーニングを行い、筋肉で腰部支持性を向上させると腰痛予防や腰部変性疾患の悪化や再発の予防につながります。

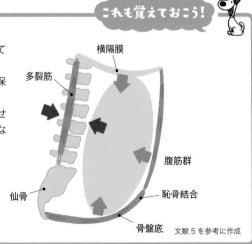

横隔膜

多裂筋

腹筋群

仙骨

恥骨結合

骨盤底

文献5を参考に作成

（本多佑也）

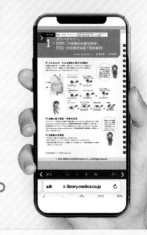
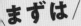

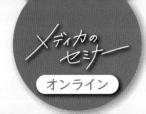

メディカのセミナー オンライン

見て理解&即実践！
いつでも・どこでも
何度でも！

看護研究はじめの一歩

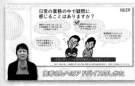

**臨床の現場ナースのための、
現場ナースによる、看護研究セミナー！
目標達成を目指して一緒に
学びましょう！**

#研究

収録時間 約90分	スライド資料 31ページ

視聴期間：受講証メール受信日より30日間

プランナー・講師　大内 紗也子

世界でいちばん簡単に人工呼吸管理がわかるセミナー

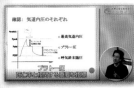

**たった140分で呼吸器設定の
キホンが身につく！
初期設定のガイドラインを
しっかりと理解しよう！**

#世界で人工呼吸

収録時間 約140分	スライド資料 20ページ

視聴期間：受講証メール受信日より30日間

プランナー・講師　古川 力丸

ねころんで読める 救急患者のみかた WEB講義 Ver.

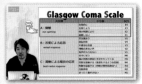

**◎重症度・緊急度を見極める
◎大事なことは意外とシンプル！
◎"自信をもって、根拠をもって"
　対応することができる！**

#ねこ救急

収録時間 約110分	スライド資料 40ページ

視聴期間：受講証メール受信日より30日間

プランナー・講師　坂本 壮

消化器外科 術後観察ポイント これだけ編

 NEW

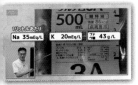

プランナー・講師 畑 啓昭

**「ドレーン排液がちょっとヘン」
「熱が少し高い」「尿が少ない」
——すべて理由があった！**

#消化器術後

収録時間 約120分　スライド資料 47ページ

視聴期間：受講証メール受信日より30日間

病棟ナースのための栄養の基礎と実践

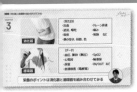

プランナー・講師 森 茂雄

**看護と栄養をどのように結びつけ、
日頃の看護に活かすのかを
わかりやすく解説**

#病棟栄養

収録時間 約100分　スライド資料 43ページ

視聴期間：受講証メール受信日より30日間

整形外科 手術と術後ケア

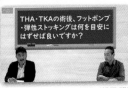

プランナー・講師 大和田 哲雄／相原 雅治

**手術がわかれば看護が変わる！
動画や模型でじっくり解説！**
術後の観察ポイント・合併症が
確認できる！

#整形手術

収録時間 約150分　スライド資料 60ページ

視聴期間：受講証メール受信日より30日間

※2023年6月現在の情報です

FitNs. を利用すると、**どう変わる?**

※FitNs.利用者における自社調べ（2022.5実施）

Before

FitNs.で得られるのと同じ情報を得るために…

書店では
2週間以上

図書館では
1週間以上

自宅の本棚は
24時間以上

書店に出向いていた時は
2週間以上
かかっていた人が
60%!

図書館に行っていた時は
1週間以上
かかっていた人が
63%!

自宅本棚から探していた時は
24時間以上
かかっていた人が
62%!

After

キーワード検索で19の専門誌から一気に探せる

FitNs.なら60分以内

1つの「知りたい」情報が発生してから、
FitNs.ユーザーの90%が
必要な情報を
60分以内に見つけられ、
そのうち30%は10分以内
に見つけられると言っています。

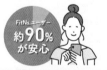

実際に利用した方から実感の声!

FitNs.ユーザーの70%以上の人が
調べもの学習の時間が
10分の1以下になったと言っています。

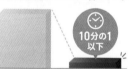

10分の1
以下

※FitNs.利用者における自社調べ（2022.5実施）

すべて専門誌に掲載済みの記事だから
内容も安心できて、きちんと勉強できます。

実際にFitNs.ユーザーの約90%の方が
安心して勉強ができると言ています

FitNs.ユーザー
約90%
が安心

※FitNs.利用者における自社調べ（2022.5実施）

なぜ
3時間を**10分**にできるのか?
さらなる詳細はWEBで

すべての
医療従事者を
応援します

MC 株式会社メディカ出版

〒532-8588
大阪市淀川区宮原3-4-30 ニッセイ新大阪ビル

メディカ出版 フィットナス 検

6章

股関節の疾患・治療・看護・リハ

1 股関節のおもな疾患

- 股関節は骨盤と大腿骨を連結する人体最大の関節で、体を支えると同時に大きな可動域をもち、歩行や運動において重要な役割を担っています。

 ポイント
外傷や変性などで破壊されると著しい機能低下を生じるので手術治療を要する頻度が高い。

 大腿骨近位部骨折

| 大腿骨頚部骨折（転位小） | 大腿骨頚部骨折（転位大） | 大腿骨転子部骨折 |

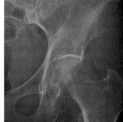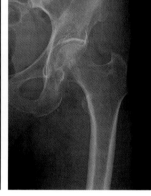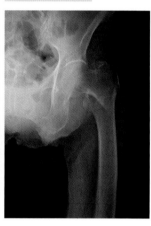

- 股関節内で生じる大腿骨頚部骨折と、股関節外で生じる大腿骨転子部骨折に分かれます。
- 大腿骨近位部骨折は麻酔が困難な重症併存症がない限り、原則手術治療とします。
- 大腿骨頚部骨折で転位が小さい場合は骨接合、転位が大きい場合は人工骨頭置換術（場合によっては人工股関節全置換術 THA：total hip arthroplasty）を行います。
- 大腿骨転子部骨折の場合は骨接合術を行います。

 ポイント
骨粗鬆症の高齢者が圧倒的に多い。

根拠 寝たきりの原因になり、肺炎や膀胱炎、認知症進行などのリスクとなるため。

 根拠 転位（ずれ）が大きくても、骨接合術で整復して強固に固定すれば、骨癒合しやすいため。

🐾 変形性股関節症

寛骨臼形成不全　　　　進行期股関節症　　　　末期股関節症

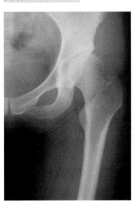 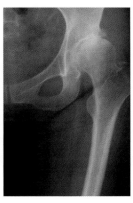 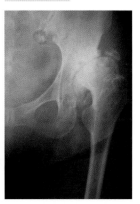

- 軟骨がすり減り、関節の変性・破壊を生じる疾患です。女性に多く、日本人においては寛骨臼形成不全（骨盤が浅い）症例が多いです。
- 若年で変性の程度が小さい場合は、寛骨臼移動術を行います。一方、中年以降の変性が進行した症例では THA を選択します。

根拠　変性進行を回避するため。

これも覚えておこう！

トレンデレンブルグ跛行
患肢に体重をかけたときに患肢側の肩が落ちて身体が横にゆれる歩行です。股関節疾患に特徴的な跛行で、股関節外転筋である中殿筋の筋力低下のために生じます。

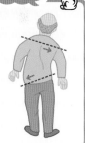

🐾 大腿骨頭壊死症

ポイント
ステロイド大量投与、アルコール多飲、大腿骨頚部骨折の既往などがリスクとなる。

大腿骨頭壊死（骨頭圧潰を認める）

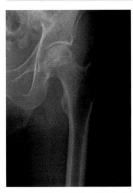 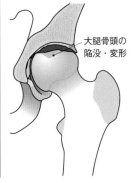

大腿骨頭の陥没・変形

- 大腿骨頭が部分的に壊死し、同部が潰れる疾患です。
- 潰れていない時期は経過観察しますが、潰れると強い痛みをともなうため手術の適応となります。
- 若年者で潰れる程度が小さい場合は大腿骨骨切り術、潰れる程度が大きい場合や壊死範囲が広い場合は THA を行います。

🐾 関節リウマチ

- 自己免疫の異常により全身に関節炎を生じる疾患です。
- 股関節にも炎症が生じることがあり、骨・軟骨破壊が進んでいない場合は投薬治療を選択しますが、破壊が進行している場合は THA の適応となります。

（園田和彦）

② 股関節のおもな治療

🐾 骨接合術（ピンニング）

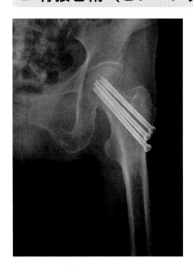

根拠 関節内の骨折であり、関節外の骨折と比較して偽関節になりやすいが、転位が小さく骨が噛みあっている場合は骨癒合が期待できるので骨接合術を行う。

- 転位の小さい大腿骨頸部骨折に適応します。
- 小さな皮膚切開で骨折部にスクリューを入れて骨接合します。
- 原則手術翌日から痛みの範囲内で体重をかけることを許可してリハビリを始めます。
- 特徴的な合併症としては偽関節（骨がつかない）や大腿骨頭壊死症があります。

ポイント

偽関節のリスクを下げるためには、禁煙、糖尿病のコントロールなどの生活指導も重要。

これも覚えておこう！

受傷から 48 時間を目標に手術します

大腿骨近位部骨折は高齢者に圧倒的に多い骨折です。高齢者はもともとの持病が多く基礎体力も低下しているので、手術待機時間が長くなるにつれて周術期合併症を生じる割合が高くなります。受傷後早期に手術を行うことで、周術期合併症・死亡率が下がることが知られているため、整形外科だけでなくほかの診療科とも連携して受傷から 48 時間以内の手術を目指します。

🐾 骨接合術（髄内釘）

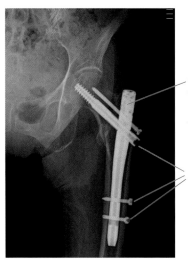

髄内釘（骨の髄の中に挿入する大きな芯棒）

スクリュー

根拠 大腿骨頸部骨折と異なり、転位が大きくても整復（骨折部を解剖学的に正しい形にすること）して強固に固定すれば、骨癒合しやすいため。

- 大腿骨転子部骨折に対して行います。
- 専用の牽引手術ベッドを用いて骨折部を整復し、髄内釘とスクリューで骨接合術を行います。
- 原則手術翌日から痛みの範囲内で体重をかけることを許可してリハビリを始めますが、骨折部の粉砕が強く強固に固定できない場合は、術後 4〜6 週程度の体重をかけない期間（免荷期間）を設定する場合があります。
- 特徴的な合併症としては偽関節があります。

注意！ 高齢者は基礎体力が低下しているので、廃用が生じやすい。骨接合術後は積極的に離床・歩行リハビリを進める。

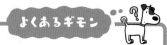

🐾 寛骨臼移動術

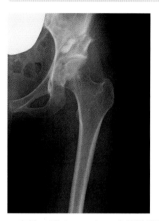

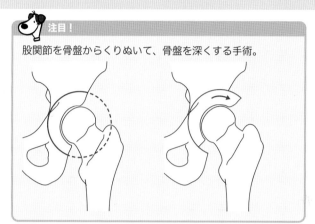

注目！

股関節を骨盤からくりぬいて、骨盤を深くする手術。

- 変性の進んでいない変形性股関節症に対して行う関節温存手術で、骨盤が浅い寛骨臼形成不全の症例が対象となります。
- 比較的術中出血量が多いため、術前に 800〜1,200mL の自己血貯血を行います。
- 骨盤を良い形にしても骨切りした部分が癒合しないと手術の効果が得られないので、骨癒合が得られるまで 4〜8 週程度の免荷期間が必要です。
- 特徴的な合併症としては、骨折ほどではないですが偽関節があります。

🐾 大腿骨骨切り術

大腿骨転子間弯曲内反骨切り術

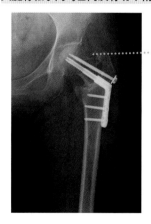

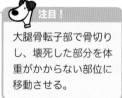

注目！

大腿骨転子部で骨切りし、壊死した部分を体重がかからない部位に移動させる。

大腿骨頭後方回転骨切り術

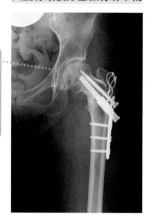

- 大腿骨頭壊死症でつぶれる程度が小さい症例に対して行う関節温存手術です。
- 壊死部位によって、大腿骨転子間弯曲内反骨切り術、大腿骨頭前方回転・後方回転骨切り術があります。
- 骨切りした部分が癒合するのを待つ必要があり、骨癒合が得られるまで 5〜10 週程度の免荷期間が必要です。
- 特徴的な合併症としては、骨折ほどではないですが偽関節があります。

👣 人工股関節全置換術／人工骨頭置換術

人工股関節

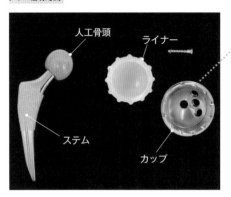

人工骨頭

ライナー

ステム

カップ

注目！

大腿骨側にステムと人工骨頭、骨盤側にカップとライナー（人工の受け皿）を設置する。

▆ 人工股関節全置換術（total hip arthroplasty：THA）

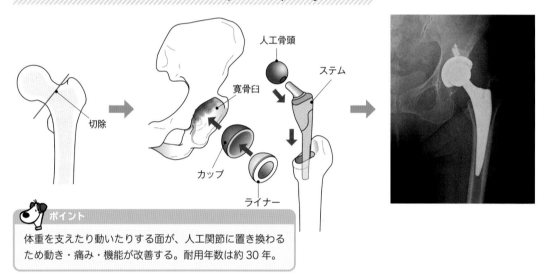

切除

人工骨頭

ステム

寛骨臼

カップ

ライナー

ポイント

体重を支えたり動いたりする面が、人工関節に置き換わるため動き・痛み・機能が改善する。耐用年数は約30年。

▆ 人工骨頭置換術（bipolar hip arthroplasty：BHA）

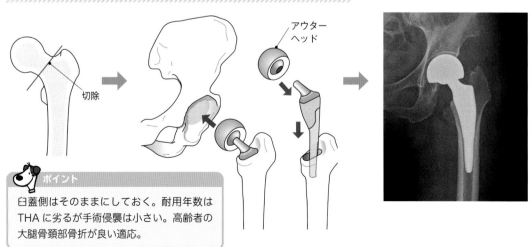

切除

アウターヘッド

ポイント

臼蓋側はそのままにしておく。耐用年数はTHAに劣るが手術侵襲は小さい。高齢者の大腿骨頸部骨折が良い適応。

- 変形性股関節症、大腿骨頭壊死症、関節リウマチ、股関節外傷など、あらゆる股関節破壊を生じる疾患に対して適応となります。
- 術前に400mL程度の自己血貯血をしておくことが多いです。
- 転位の大きい大腿骨頚部骨折に対しては、臼蓋側に変性がないので大腿骨側だけステムと人工骨頭を設置する人工骨頭挿入術を行う場合が多いです。
- 除痛効果に優れており、手術翌日から体重をかけてリハビリを開始できます。

注意!
①**脱臼**：ボールがライナーから外れること。すぐに整復が必要。手術の際に容易に脱臼しないように安定性を確認するが、転倒や極端に無理な姿勢をとってしまうと脱臼するリスクがあるので注意。手術アプローチによって脱臼リスクのある肢位が異なる。
②**人工関節感染**：まれだが生じると、人工関節を抜去しないと治らないことが多い。抗菌薬治療や複数回の手術、長期的な入院が必要で、患者の負担も大きい。リスクを減らすために、入院中は創部の管理、糖尿病がある場合は血糖コントロールなどに注意する。

手術の方法

- 大きく股関節の前方側から手術を行う前方系アプローチと、股関節の後方側から手術を行う後方系アプローチに分かれ、特徴的な合併症である脱臼を生じやすい肢位に違いがあります。

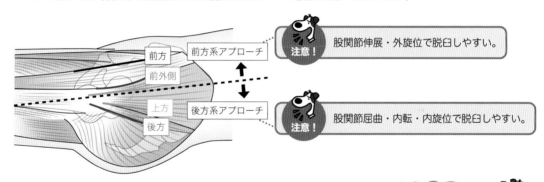

よくあるギモン

大腿骨頚部骨折で、骨接合術と人工骨頭置換術の適応の違いはなんですか？
- 大腿骨頚部骨折は、股関節内の骨折であり、関節外骨折である大腿骨転子部骨折と比較して偽関節になりやすいです。転位が小さく骨が噛みあっている場合は骨癒合が期待できるので骨接合術の適応となります。
- 一方、転位が大きい場合は骨接合術で整復・固定してもリハビリを慎重に行わざるを得ず、離床が進みにくいうえ、最終的に偽関節となって複数回手術を行う確率が高くなります。したがって、高齢者の転位が大きい大腿骨頚部骨折は、骨接合術ではなく人工骨頭置換術が適応となります。

（園田和彦）

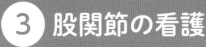

③ 股関節の看護

🐾 THA 術後のポジショニング

根拠 挙上を行うことで疼痛を緩和できる。

- THA 術後は患肢を枕で挙上します。
- 術後は脱臼予防のため安静を保つことと疼痛を緩和するためポジショニングが重要です。
- 術後はベッド上で過ごす時間が長く、弾性ストッキングや体位変換枕で長時間腓骨頭を圧迫するため、腓骨神経麻痺、褥瘡が発生しやすいです。同一部位の圧迫を避けるようにします。
- 術後急性期は疼痛などから患者1人でのポジショニングはむずかしいため、看護師は適宜体位変換の介助と皮膚の観察を行う必要があります。

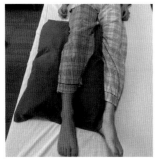

注意! 脱臼禁忌肢位である内転・内旋しないように、良肢位を保つ。

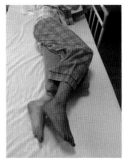

注意! 腓骨神経麻痺、褥瘡が発生しやすい。

🐾 THA 術後の体位変換

- 術直後は患者が自身で体位変換することがむずかしいため、当院では2時間おきに看護師が体位変換や除圧を行っています。

ポイント 疼痛が強い場合は、体位変換を行う前に鎮痛薬を使用し、疼痛の軽減を図る。

根拠 体位変換時に足枕を使用し、看護師2人で上半身と下半身を支えることで脱臼禁忌肢位である内旋位を防ぐ。

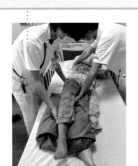

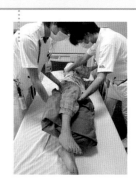

看護師1人が上半身と患肢上部、もう1人が患肢全体を支える。

足枕を水平にずらしながら患肢と足枕を一緒に支える。

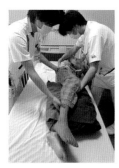

上半身と患肢が一直線上になるようにゆっくり横を向く。

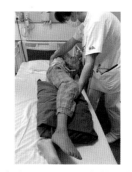

足枕を患肢の下に置いた状態で内旋していないことを確認する。

 ポイント
- 看護師のボディメカニクスを意識した体位変換を実施する。
- 患者に柵をつかんでもらい、一緒に動いてもらうことも大切。

🐾 術後せん妄

- 術後の患者は手術侵襲によって術後せん妄を引き起こすことがあります。
- 入院時からの情報収集と早期の予防的対応が必要です。

 ポイント
入院時にせん妄リスクとなる要因の有無を確認し対策を行う。

せん妄の発症要因

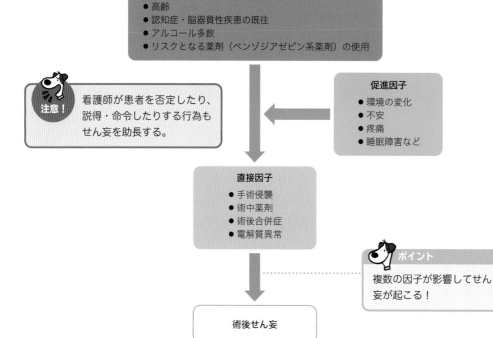

準備因子
- 高齢
- 認知症・脳器質性疾患の既往
- アルコール多飲
- リスクとなる薬剤（ベンゾジアゼピン系薬剤）の使用

注意！ 看護師が患者を否定したり、説得・命令したりする行為もせん妄を助長する。

促進因子
- 環境の変化
- 不安
- 疼痛
- 睡眠障害など

直接因子
- 手術侵襲
- 術中薬剤
- 術後合併症
- 電解質異常

ポイント
複数の因子が影響してせん妄が起こる！

術後せん妄

術後せん妄を予防するために

- 入院時に内服歴を確認し、リスクとなる薬剤があれば主治医や薬剤に相談のうえ中止を検討します。
- 術後疼痛を取り除くために早めに鎮痛薬を使用します。
- 循環動態や呼吸状態を観察し、全身状態の異常の早期発見と予防に努めます。
- 夜間に良質な睡眠がとれるよう、快適な環境づくりを行うとともに、日中の離床・活動を促します。

これも覚えておこう！

患者に寄り添う
せん妄が起こるとき、患者は何かしらの苦痛や不安を感じていることが多いです。患者のいちばん近くにいる看護師がつねに安心して療養できるよう親身な対応を心がけることが大切です。

🐾 術後感染

- 感染予防のため術前・術後に抗菌薬を点滴投与します。

ポイント
毎日主治医と看護師で創部を観察する。術後は創周囲の腫脹、熱感が生じるのでアイシングを行う。

観察項目
- ☑ 創部腫脹・熱感・発赤・疼痛・排膿・硬結の有無
- ☑ 血液検査の炎症値（白血球数・CRP）

ポイント
創部は強くこすらず、石けんを泡立てて優しく洗うようにする。

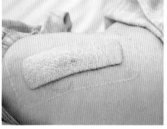
術直後から1週間はガーゼ付きの被覆材で創部を保護する。

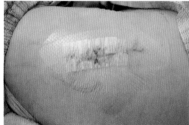
術後1週ほどして創部に問題がなければ、透明の被覆材に変更する。

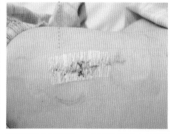
被覆材を剥がして清潔保持を指導する。

注意！
創部に用いている被覆材が汚染している場合は速やかに交換し、主治医へ報告する。

これも覚えておこう！

術後のシャワー浴
術後感染を避けるため創部の清潔保持が重要です。当院では術後2日目からシャワー浴を実施しています。

（片岡 希・佐々木優菜・山田茉央・濱 奏絵）

④ 股関節術後の リハビリテーション

- THA 術後早期は、手術時の筋への侵襲や術創部の疼痛によって、股関節の可動域が制限されます。
- 術後急性期では日常生活動作を行うために介助が必要です。

■ 健常者の立ち上がり動作

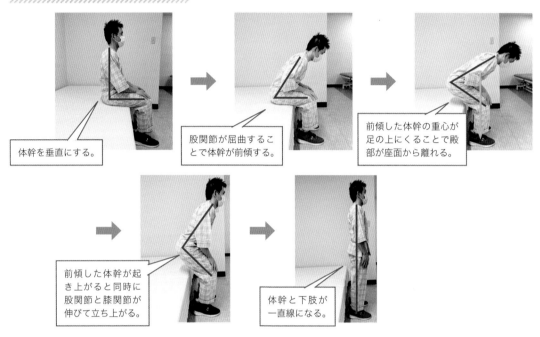

体幹を垂直にする。

股関節が屈曲することで体幹が前傾する。

前傾した体幹の重心が足の上にくることで殿部が座面から離れる。

前傾した体幹が起き上がると同時に股関節と膝関節が伸びて立ち上がる。

体幹と下肢が一直線になる。

■ 股関節術後の立ち上がり動作

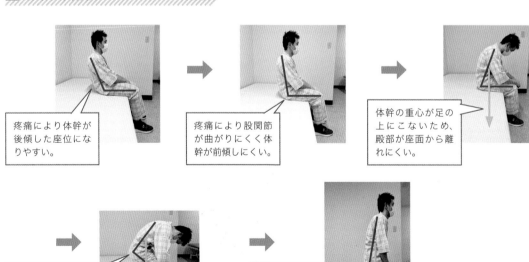

疼痛により体幹が後傾した座位になりやすい。

疼痛により股関節が曲がりにくく体幹が前傾しにくい。

体幹の重心が足の上にこないため、殿部が座面から離れにくい。

疼痛により股関節が伸ばしにくい。

下肢が屈曲位となり、円背姿勢となりやすい。

立ち上がり動作の介助

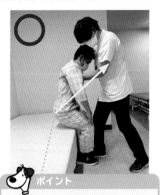

ポイント
起立動作を補助するように、斜め上方に引き上げると楽に起立できる。

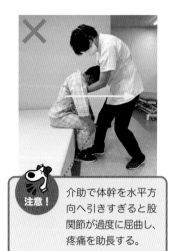

注意！
介助で体幹を水平方向へ引きすぎると股関節が過度に屈曲し、疼痛を助長する。

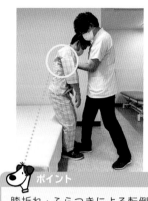

ポイント
膝折れ・ふらつきによる転倒予防のために腋窩介助でしっかりと身体を支える。

立ち上がり動作の工夫

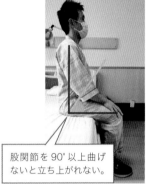

股関節を90°以上曲げないと立ち上がれない。

通常の高さ

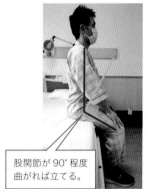

股関節が90°程度曲がれば立てる。

ベッドの高さを上げた場合

これも覚えておこう！

● ベッドや椅子の高さを上げると、股関節を曲げずに比較的楽に立ち上がることができます。

THA後の移乗動作の注意点

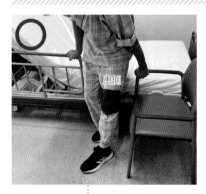

患側

ポイント
手術した下肢を前方に出す。

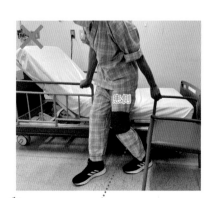

患側

注意！
手術した下肢が後方に位置すると股関節が脱臼肢位になりやすいため注意が必要！

■ SPO 術後免荷での移乗：多介助

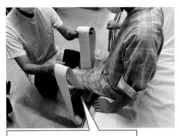
患側下肢を免荷するために帯上の布を大腿の下に通す。

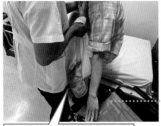
通した布を持ち上げて免荷の介助を行い、立ち上がる。

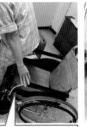
車椅子のアームレストを持ちながら方向転換する。

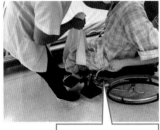
ゆっくりと着座する。

- SPO 術後は患側下肢を免荷する必要があります。
- 切骨・固定部の保護のため、患側下肢はなるべく筋収縮を行わせないように介助が必要です。
- 当院では帯状の布を使用して患側下肢を抱え上げるように介助します。

ポイント

患者はベッド柵とアームレストを把持する。

word

SPO（spherical periacetabular osteotomy）：前方進入による寛骨臼回転骨切り術

■ SPO 術後免荷での移乗：軽介助

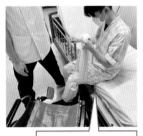
患者が帯を持つ。

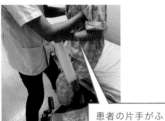
患者の片手がふさがるため腋窩介助を行う。

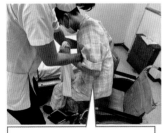
腋窩を支えながら方向転換する。

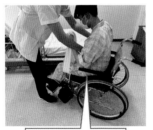
腋窩を支えたまま、ゆっくりと着座する。

根拠

- 術後の疼痛が軽減するにつれ移乗動作の介助量が軽減する。
- 慣れてくれば患者自身で患側下肢を持ち上げてもらい、必要に応じて腋窩介助を行う。

よくあるギモン

移乗する車椅子やトイレ、ベッドは健側と患側のどちらにあるほうがよいですか？
可能であれば健側が望ましいです。移乗時は移乗先に重心を移動させていきます。患側に対象物があると患側の下肢に荷重がかかって疼痛が助長されやすいため動作を阻害してしまいます。

これも覚えておこう！

- 対象物の位置は健側方向であれば重心移動がスムーズに行いやすいため、車椅子の設置は健側が望ましいです。
- ただし、患側下肢を免荷しながら移乗する場合は、患側に対象物を設置したほうが移乗動作が行いやすいこともあります。「SPO 術後のトイレ移乗動作（p.91）」を参考にしてください。

🐾 股関節術後のトイレ移乗動作

▤ 車椅子の近づけ方

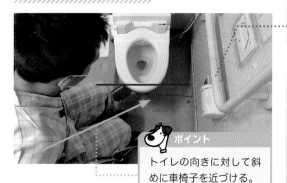

注意！ 動作手順によっては手すりの把持も痛みをともなう場合がある。

これも覚えておこう！
- 車椅子からトイレに移乗する際は、トイレに対しておよそ45°で車椅子を近づけると移乗しやすいです。
- 車椅子に戻る際やベッドに移乗する場合も同様です。

ポイント
トイレの向きに対して斜めに車椅子を近づける。

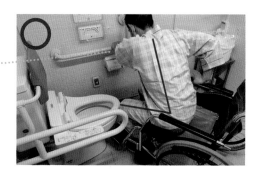

ポイント
手すりを把持するときは、あらかじめ背もたれから殿部を前方にずらし、なるべく手すりに近づく。
このとき、車椅子ごと近づきすぎると移乗するスペースが狭くなるため注意！

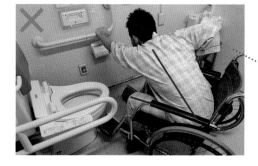

注意！ 手すりと体が離れていると、股関節が深屈曲となり、THA後は脱臼肢位となる。股関節が過度に曲がることで疼痛増強の原因となるため、注意が必要。

これも覚えておこう！
- L字もしくは縦手すりが付いている場合は横手すりよりも優先して使用してください。
- 体幹が起き上がることでより股関節の曲がる角度が減り、痛みなく楽に立つことができます。

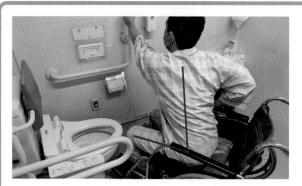

THA 術後のトイレ移乗動作

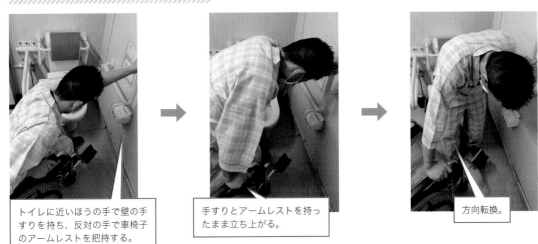

トイレに近いほうの手で壁の手すりを持ち、反対の手で車椅子のアームレストを把持する。

手すりとアームレストを持ったまま立ち上がる。

方向転換。

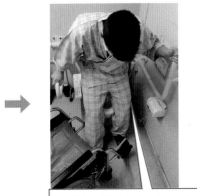

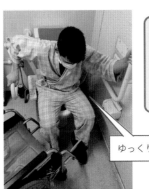

殿部がトイレのほうへ向いたら、アームレストを把持していた手を便座もしくは手すりに持ち替える。

ゆっくりと着座する。

注意！ 着座の際に股関節の屈曲にともない痛みを訴える患者もいるため、注意する。

SPO 術後のトイレ移乗動作

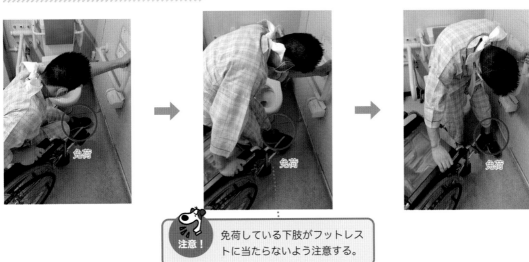

免荷

免荷

免荷

注意！ 免荷している下肢がフットレストに当たらないよう注意する。

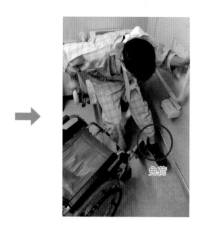
免荷

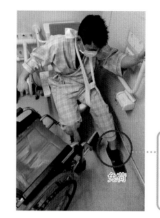
免荷

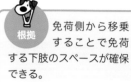
免荷側から移乗することで免荷する下肢のスペースが確保できる。

これも覚えておこう!

- 免荷しながら移乗する際に、健側をトイレ側にすると、方向転換時に免荷している下肢が車椅子にぶつかって、動作を妨げてしまいます。
- 上記の手順で移乗すると免荷した足がフットレストを回避しやすく、動作がスムーズに行えます。
- 周辺環境の変化や違いに合わせて手順や介助方法を検討していく必要があります。

🐾 脱臼肢位とその予防

- THA 術後の股関節の脱臼肢位は術式によって違うため、患者の術式・禁忌肢位を把握する必要があります。

前側方アプローチの脱臼肢位

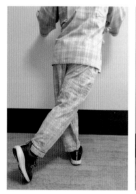
股関節の伸展・内転・外旋

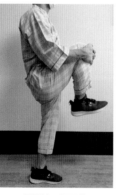
股関節の深屈曲

後方アプローチの脱臼肢位

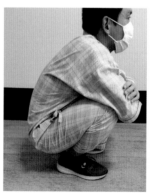
股関節の深屈曲

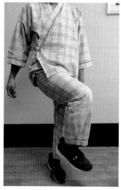
股関節の屈曲・内転・内旋

ポイント

- 前側方アプローチ：伸展・内転・外旋位の複合動作と深屈曲が禁忌肢位
- 後方アプローチ：屈曲・内転・内旋位の複合動作と深屈曲が禁忌肢位

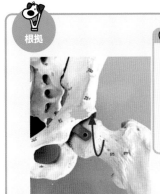

根拠

ポイント

- 臼蓋の上縁と頚部が衝突する。
- THA後はカップの上縁とステムが衝突し、てこの原理で脱臼につながる。

内股で曲げたとき

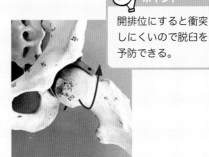

ポイント

開排位にすると衝突しにくいので脱臼を予防できる。

足を開いて曲げたとき

後方アプローチによるTHA後の脱臼は、股関節を曲げる際に、手術で挿入したカップとステムが衝突（インピンジメント）することでも起こります。

大腿骨頚部の構造上、両足で開排位をとるとカップとステムのインピンジメントを避けられ、脱臼を予防できます。

靴・靴下の着脱

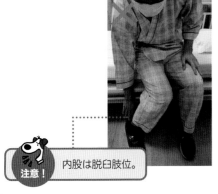

注意！ 内股は脱臼肢位。

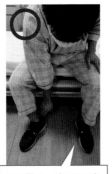

足を開き、手は足の内側から伸ばして履く。

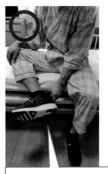

足を台に乗せる。このとき、足は外に開くようにする。

自助具の使用

靴べら

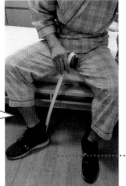

股関節を外側に開くようにして内側から靴べらを使用する。

ポイント

ソックスエイドを使用すると患者が自身で靴下をはける。

注意！ 自助具を使用しない靴履き動作と同様に、足の外側から靴べらを使用すると内股になることがあるため注意が必要。

ソックスエイド

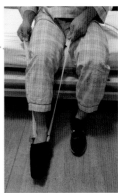

根拠 腰かけ、しゃがみ込み・立ち上がり、階段昇降、靴下着脱、足趾の爪切りなどの動作を円滑に行うためには、股関節屈曲120〜130°、外転20°、外旋30°、内旋20°程度の可動域が必要。

THA術後早期は手術時の筋への侵襲や術創部の疼痛によって股関節の可動域が制限されるため、介助したり、靴べらなどの補助具を使用したりする必要がある。

🐾 病棟でできる股関節の関節可動域訓練

▬ 股関節の開排可動域訓練

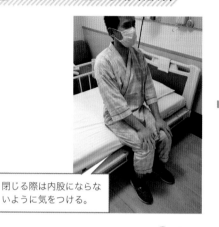

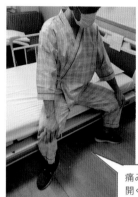

根拠

日常生活動作を円滑に行うためには、股関節の可動域拡大がとても重要！疼痛に合わせて練習する。

閉じる際は内股にならないように気をつける。

痛みのない範囲で開く。

よくあるギモン

なぜ、脚を広げて訓練するのでしょうか？
THA術後は、膝が身体に対して内側に向く姿勢は脱臼姿位です。両足を開くことで脱臼を予防できます。

これも覚えておこう！

- 股関節の柔軟性が低下している患者は動作時に痛みが出現する場合があります。
- 運動を開始する際には、担当のリハビリスタッフや主治医と相談しながら実施するようにしましょう。

▬ 股関節の屈曲可動域訓練

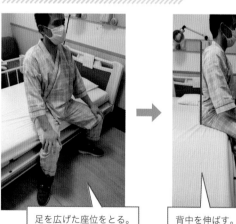

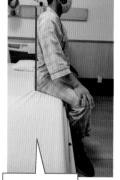

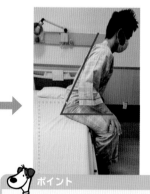

足を広げた座位をとる。

背中を伸ばす。

ポイント

背中はなるべくまっすぐにして両足は開いたまま痛みのない範囲で体を前に傾ける練習をします。

（佐藤光倫・澤田優樹）

7章

膝・足関節の疾患・治療・看護・リハ

1 膝・足関節のおもな疾患

🐾 半月板損傷

▤ 半月板とは

- 半月板には内側半月板と外側半月板があります。
- 膝関節の形状は大腿骨側がお椀状ですが、脛骨側は平坦です。半月板が周囲の間隙を埋めて形状を合わせることで脛骨側でもうまく体重を受けることができます。

半月板の MRI

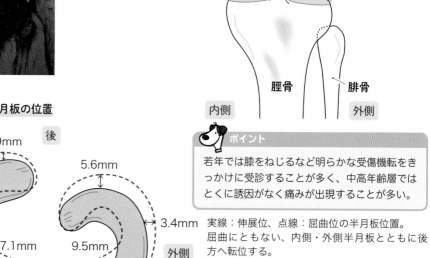

半月板の解剖

大腿骨

膝蓋骨

内側半月板

外側半月板

脛骨

腓骨

内側

外側

膝屈伸にともなう半月板の位置

後

3.9mm

5.6mm

3.6mm

3.4mm

7.1mm

9.5mm

内側

外側

前

> 🐕 **ポイント**
>
> 若年では膝をねじるなど明らかな受傷機転をきっかけに受診することが多く、中高年齢層ではとくに誘因がなく痛みが出現することが多い。

実線：伸展位、点線：屈曲位の半月板位置。屈曲にともない、内側・外側半月板とともに後方へ転位する。

> 🐕 **根拠** 変形性膝関節症患者の手術時に膝屈伸させると前後にすこし動きがあることがわかる。

- 膝を動かすと膝関節は前後方向にも回旋方向にもすこし動いています。半月板もそれに合わせてすこし可動性があります。
- 場合によっては、膝を曲げることも伸ばすこともできないロッキングという状態になって救急外来を受診する場合もあります。

半月板の病態

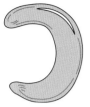
縦断裂

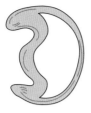
バケツ柄断裂

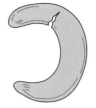
横断裂

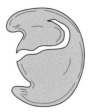
円板状半月板の断裂

● 断裂形態はさまざまです。ロッキングやキャッチング（ひっかかり）を認める場合は積極的に手術を勧めますが、痛みだけの場合は保存治療のみで痛みが軽減することも多いため、しばらく経過をみて改善しない場合に手術の適応とします。

靭帯損傷（前十字、後十字、内側側副靭帯）

● 膝周囲の靭帯損傷はおもにスポーツ損傷によるものです。

● 損傷すると、膝関節に不安定感が生じます。前十字靭帯（ACL）損傷や後十字靭帯（PCL）損傷はほとんどの場合で関節内血腫を認め、疼痛のために可動時痛があります。

● 疼痛が遷延することもありますが、比較的早期に軽減していくことが多いです。

● 前十字靭帯損傷は前後・回旋に対して不安定となり膝くずれ症状を認めるようになることも多いです。

● 後十字靭帯損傷はスポーツ以外に交通事故で下腿部をダッシュボードにぶつけて生じることもあります。

● 内側側副靭帯損傷は膝内側の疼痛が主であり、関節内血腫は認めません。

word
ACL（anterior cruciate ligament）：前十字靭帯
PCL（posterior cruciate ligament）：後十字靭帯

注意！ 経時的に半月板損傷などの合併損傷を生じやすい。

word
関節内血腫：関節は袋状で外と交通していないため、出血すると関節の中に血が溜まる。MRIでは水腫との区別がむずかしい。

正常な前十字靭帯

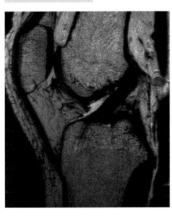

断裂した前十字靭帯

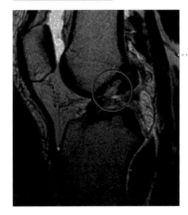

ポイント
断裂した靭帯は連続性を失い、蛇行したり膨化したりする。一般的なMRIは前十字靭帯と平行に撮影されておらず、正常でも一本線に見えないこともあるため、診察所見も踏まえて総合的に判断する。

Ramp lesion

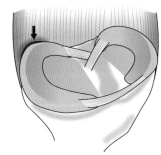

ACL 断裂に合併する特徴的な内側半月板損傷後節部の縦断裂を Ramp lesion とよびます。ACL 損傷に合併する内側半月板損傷の約半数を占め、術前の MRI では認められなくても実際には損傷している場合もあり、関節鏡視時に確認して見逃さないことが大切です。

🐾 変形性膝関節症

- 典型的な所見は X 線検査で認める関節裂隙（れつげき）の狭小化（きょうしょうか）です。
- 40 歳代には約 1 割に変形性膝関節症を確認できると報告されています。
- 靭帯損傷や半月板損傷から変形性膝関節症化する場合もあり、比較的若年の変形性膝関節症患者は膝の手術歴がある場合も多いです。
- 変形性膝関節症が進行すると骨棘（こつきょく）形成が出現します。

関節裂隙の狭小化

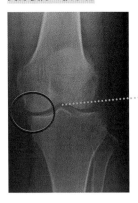

注目！
骨と骨の間には X 線では写らない軟骨が存在する。骨と骨の距離が狭くなるということは軟骨が減っていることを意味する。臥位では体重がかからず隙間が広がりやすいため、立位で評価するほうがよい。

注目！
変形が進行すると骨が周囲に広がって伸びていく。増生した骨のことを骨棘という。

O 脚の進行

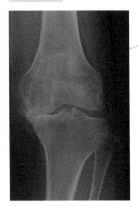

注目！
日本人はとくに内反（O 脚）である頻度が高い。変形性関節症が進行すると内側関節裂隙が狭小化して内反（O 脚）が進行する。

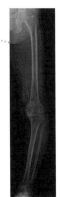

骨棘の形成

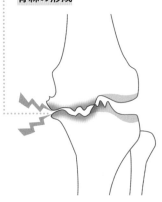

🐾 骨壊死（特発性、ステロイド性）

- 特発性膝骨壊死の患者は、突然の膝関節痛出現を訴えてなかなか痛みが改善しない場合に受診することが多いです。

特発性膝骨壊死の MRI

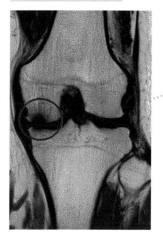

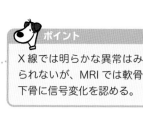

ポイント

X線では明らかな異常はみられないが、MRIでは軟骨下骨に信号変化を認める。

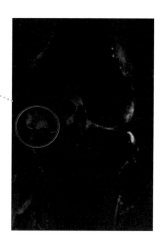

特発性骨壊死の病期分類

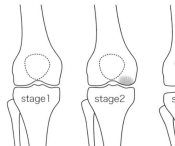

stage1　stage2　stage3　stage4

腰野分類
stage1：病的所見なし
stage2：荷重面に骨吸収像 ＋
stage3：半円状の骨硬化像と石灰板 ＋
stage4：石灰板消失、骨棘形成、関節裂隙狭小化

文献1を参考に作成

ステロイド性骨壊死

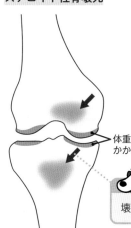

体重が
かかる部分

ポイント

壊死が荷重部以外であることが多い。

- 現在、病気の本体は軟骨下脆弱性骨折と判明しており、同じ壊死でも大腿骨頭壊死とは病態が異なります。
- それに対してステロイド性骨壊死は壊死の発生部位が荷重部以外であることも多く、痛みの原因にならないことも多いです。

🐾 外反母趾

- 外反母趾は足の慢性疾患でもっとも多い疾患です。
- 先の尖ったハイヒールなど外反母趾になりやすい靴も原因となります。

足底の胼胝

- 外反母趾が進行すると母趾内側にバニオンを形成したり、開張足となって足底に胼胝を形成したりして疼痛が生じます。

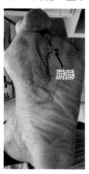

胼胝

高度な変形

- 変形がさらに高度になると第2足趾の底側に入りこみ、第2足趾がハンマー足趾となり、第2足趾背側が靴と当たって疼痛を生じる場合もあります。

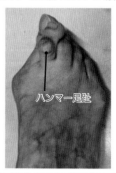

ハンマー足趾

> **word**
>
> バニオン：母趾 MTP 関節部（滑液包）の腫脹
> 胼胝：骨が突出したところに形成される皮膚の肥厚
> 開張足：とくに立位で前足部が広がること。足の横アーチが崩れていることを意味する。
> ハンマー足趾：PIP 関節が上方に突出している変形。突出部が靴と当たって胼胝を形成していることもある。

よくあるギモン

外反母趾になりやすい足となりづらい足があるって本当ですか？
母趾が長いエジプト型は母趾が圧迫されやすいため、外反母趾になりやすいといわれています。

エジプト型　ギリシャ型　スクエア型

🐾 関節リウマチ

- とくに関節リウマチで足の変形が生じることも多く、外反母趾だけでなく、第2～第5足趾 MTP 関節の脱臼を生じやすいです。また、扁平足障害も生じやすく、さらに悪化すると、中足部が足底側に突出する舟底足となってしまう場合もあります。

第2～第5足趾 MTP 関節の脱臼

扁平足障害

舟底足

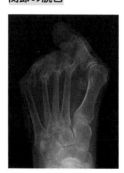

（藤村謙次郎）

② 膝・足関節のおもな治療

半月板損傷

- 手術する場合は部分切除、もしくは縫合を行います。
- 関節包に近い部分は治癒が見込めるため、バケツ柄状断裂などは積極的に縫合を行います。

半月板部分切除術

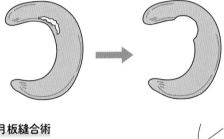

半月板縫合術

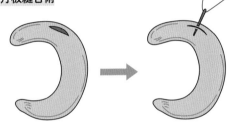

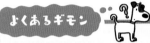
よくあるギモン

切除術と縫合術の適応の違いって何ですか?
以前から関節内に近い部分の断裂部は部分切除が中心でした。部分切除すると一時的に疼痛は改善できますが、体重を支える部分が減るため長期的にみると変形性関節症進行の原因となってしまいます。そのため、現在はできる限り半月板を残すという方向となっており、可能な場合は縫合が行われます。縫合術は、半月板が癒合しないうちに縫合糸が切れてしまうと症状再燃につながるため、再手術の頻度が増加してしまうという短所もあります。

靭帯損傷（前十字、後十字、内側側副靭帯）

- 前十字靭帯損傷は手術を選択することが多いですが、膝くずれを認めず、スポーツをしない場合は本人の希望に応じて手術せずにそのまま経過観察とすることもあります。
- 行っている施設は少ないですが Kyuro 装具などを用いた保存治療にて治癒する可能性もあります。
- 後十字靭帯損傷は、急性期の疼痛が落ち着けば日常生活に支障が出ることはほとんどありません。保存治療を選択されることが多いですが、合併損傷があったりした場合は手術が選択されます。

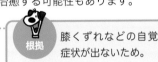
根拠 膝くずれなどの自覚症状が出ないため。

- 内側側副靭帯損傷は保存治療でほとんど治癒します。しかし、不安定性があって治療開始が遅れると治癒せずに再建術が必要となる場合があります。
- 脛骨側付着部での内側側副靭帯損傷は保存治療で治癒しないことが多く、手術が望ましいとされています。

🐾 変形性膝関節症

- まずはヒアルロン酸関節内注射を中心とした痛み止め、さらに内服薬や湿布などの保存治療を行います。
- 保存治療で疼痛の軽減が乏しい場合は手術が選択されます。手術方法は骨切りもしくは人工関節置換術です。

高位脛骨骨切り術

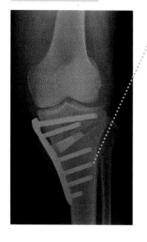

ポイント

おもに脛骨側で骨切りが行われるが、変形が高度な場合や、変形の状態によっては大腿骨側でも骨切りが行われる。

これも覚えておこう！

オープンウェッジ高位脛骨骨切り術とクローズドウェッジ高位脛骨骨切り術
骨切りにはオープンウェッジとクローズドウェッジがあります。昔の主流はクローズドウェッジでしたが、最近はオープンウェッジを行う施設が多いです。骨の形状によっては大腿骨側で骨切りを行う場合もあります。

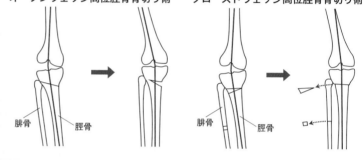

- 人工関節は人工膝関節単顆置換術（unicompartmental knee arthroplasty：UKA）と人工膝関節全置換術（total knee arthroplasty：TKA）があります。変形が強くなく、比較的高齢な場合はUKAが選択できますが、TKAを行ってももちろんよいです。

人工膝関節単顆置換術（UKA）

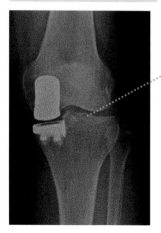

人工膝関節全置換術（TKA）

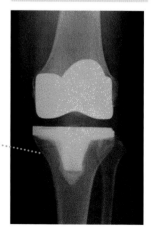

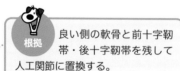

根拠 良い側の軟骨と前十字靭帯・後十字靭帯を残して人工関節に置換する。

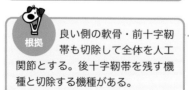

根拠 良い側の軟骨・前十字靭帯も切除して全体を人工関節とする。後十字靭帯を残す機種と切除する機種がある。

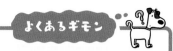

UKA と TKA 適応の違いって何ですか？
- 変形が高度である場合や、変形が強くなくても前十字靭帯が変性断裂している場合などは TKA が行われます。
- 最近は比較的若年でも UKA を行う医師もいますが、長期成績に不安があり、昔からの適応では 70 歳を超えた人が対象とされています。反対に ACL 断裂していても 90 歳に近い場合は意図的に UKA を選択する場合もあります。

- 人工膝関節置換術後の疼痛は強いです。手術時の硬膜外麻酔や全身麻酔併用時は大腿神経ブロックにより手術直後の疼痛は対応できますが、最近は局所麻酔薬・ステロイドなどを混合したカクテル注射を関節包周囲に注射することで術後の疼痛・腫脹を軽減できます。
- その他、通常の NSAIDs、アセトアミノフェン、トラマドール製剤などの内服薬を併用することで痛みを軽減します。

注意！ NSAIDs を多用すると胃潰瘍や腎機能障害出現の可能性がある。

骨壊死（特発性、ステロイド性）

- 壊死範囲が小さい場合は部分免荷などの保存治療で治癒が見込めます。
- 壊死範囲が大きい場合や早期に疼痛消失を希望される場合は手術が選択されます。
- 手術は骨切りや人工関節が選択されることが多く、骨切りに併用して骨軟骨柱移植や自家培養軟骨移植を行っている施設もあります。

 word

骨軟骨柱移植：非荷重部から円柱状に骨・軟骨を採取して必要な部位に移植する。
自家培養軟骨移植：採取した軟骨を培養してシート状とし、手術でその軟骨シートを軟骨欠損部に縫合する（自家培養軟骨ジャック®株式会社ジャパン・ティッシュエンジニアリング）。

外反母趾

保存治療

- 軽度の外反母趾であれば、ホーマン体操や足底板の使用などの保存治療を行います。

母趾外転筋運動

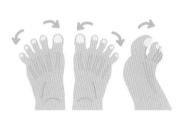

母趾を広げる、反り返す動作を行う。

タオルつかみ運動

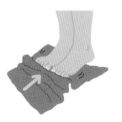

足趾でタオルをたぐり寄せる。

ホーマン体操

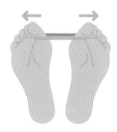

ゴムひもなどを母趾にかけて左右の足を外旋させる。

足底板

中足骨パッド

アーチサポート

中等度以上の変形であっても足底板や靴の調整により保存治療の継続で済む場合も多い。

外反母趾装具（スーパートーピック）

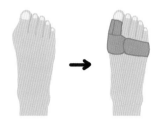

プラスチックが入っているため、母趾と足部をバンドで締めると外反母趾が矯正される。

🩹 手術治療

● 患者の希望がある場合は手術を行います。

根拠 胼胝などの痛みが強い、履ける靴の種類を制限されたくないなどの理由が多い。

● 外反母趾の手術は大きく中足骨遠位骨切りと中足骨近位骨切りの2つに分けられます。
● もっとも有名な骨切り法として、遠位骨切りでは Mitchell 法、近位骨切りでは Mann 法がありますが、実際にはさまざまな骨切り方法があり、それぞれの施設で慣れた手術方法が選択されています。

🐾 関節リウマチ

🩹 手術治療

● とくに関節リウマチの患者では胼胝部の感染を認める場合は手術の適応となります。

切除関節形成術

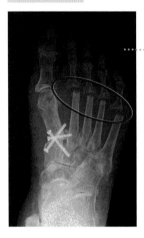

関節温存手術

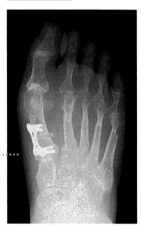

根拠 母趾 MTP 関節を切除する場合と関節固定する場合があるが、第2〜5足趾 MTP 関節は切除する。

根拠 骨切り部は中足骨遠位で骨切りする方法と近位で骨切りする方法がある。踏み返しができるメリットがある。しかしやはり薬物コントロールがよくないと再変形しやすいためすべての人に良い手術とは言い切れない。

よくあるギモン

切除関節形成術と関節温存手術のメリット・デメリットって何ですか？
● 関節リウマチの足趾変形に対して昔から行われてきた切除関節形成術のデメリットは、踏みかえしができなくなるために「べた足」で歩くようになることと再変形が高確率で生じることです。それを改善させるために2010年頃より MTP 関節温存手術が行われるようになりました。
● 切除関節形成術を行ってももともと変形のためにべた足で歩いているため、術後に不満を訴えることはほとんどありません。しかし、関節温存手術は短縮量が少なくてすむことと、踏み返しや歩行に利点があると考えられます。骨切除量は、切除関節形成術では 15mm 程度であり、関節温存手術では 7mm 程度です。

（藤村謙次郎）

③ 膝・足関節術後のおもな合併症

半月板損傷

骨壊死
- 関節鏡術後に骨壊死を生じることがあります。突然痛みが悪化した場合は MRI で評価することが必要です。

術後疼痛の遷延、関節水腫
- 術後に疼痛遷延、関節水腫が持続することもあります。

変形性膝関節症の進行
- 将来変形性膝関節症に進行する可能性があります。

疼痛再燃
- 縫合術後に縫合糸が切れてしまうと症状再燃の原因となり、再手術が必要となる可能性があります。

靭帯損傷（前十字、後十字、内側側副靭帯）

再断裂
- 術後早期のスポーツ復帰は再断裂リスクが高まります。リハビリに従うことは非常に大切です。

変形性膝関節症

人工関節感染
- 術後早期感染と遅発性感染があります。
- 感染した場合は掻爬（そうは）・洗浄および長期の抗菌薬投与が必要となります。それでも沈静化しない場合は一度抜去してセメントスペーサーを留置し、感染が沈静化してから再置換術が行われます。

word

セメントスペーサー：人工関節を接着させる骨セメントを鋳型で人工関節の形にし、隙間がなくならないようにする。セメントスペーサーには抗菌薬を一緒にまぶす。

ポイント

UKA のほうが TKA よりも可動域改善がしやすい。

可動域制限
- 正座ができなくなります。とくに入院中に完全伸展、および可能な限り屈曲できるようになることが望ましいです。

スポーツ制限
- 主治医によりやや異なりますが、一般的にサッカーやバスケットボールなどのコンタクトスポーツは禁止されます。大きなけがをする可能性のあるスポーツは勧められませんが、ウオーキングやテニス（ダブルス）、ゴルフなどは問題ありません。軽く走ることもできます。

■ ゆるみ

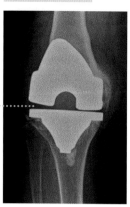

- インサートの摩耗、感染、設置位置異常などが原因となります。近年は技術の向上と工業製品としての品質改善によりインサートの摩耗はほとんど起きなくなりました。

> **ポイント**
> 痛みや異音、違和感が出ることが多い。

🐾 骨切り

■ 感染

- 皮下にプレートが留置されるため、術後早期の感染を認めることがあります。抗菌薬投与で治癒することも多いですが、まれに手術で洗浄が必要となります。

■ 偽関節

オープンウェッジ高位脛骨骨切り術の偽関節

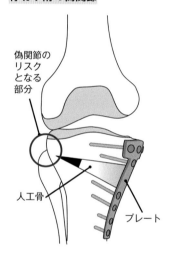

偽関節の
リスク
となる
部分

人工骨

プレート

- 骨切り部で骨癒合が遷延したり、偽関節になったりすることがあり、その場合は再手術が必要となる可能性があります。
- オープンウェッジ高位脛骨骨切り術では、骨切り部外側に骨折が生じるとそのリスクが高まるため、術後に X 線で経過観察します。

> **ポイント**
> 喫煙は偽関節のリスクを上げるため術前からの禁煙指導が大切。

🐾 外反母趾

■ 再変形

- 種子骨を正しい位置に戻せないと再変形の頻度が高まります。術前よりもいろいろな靴が疼痛なく履けるようになりますが、やはり足先が狭い靴を履くことで再変形の頻度が高くなるため注意が必要です。

■ 母趾 MTP 関節可動域制限

- 母趾 MTP 関節の可動域訓練をしないと拘縮してしまい、痛みにつながります。
- とくに関節リウマチの場合、創離開などすると創治癒優先で可動域訓練がむずかしくなり、リスクが高まります。

🐾 関節リウマチ

切除関節形成術

　足の短縮：1.5cm ほど骨切除するため、その分だけ足が短縮してしまいます。

　再変形：2 年で 50%ほどの患者に再変形を認めると報告されています。しかし、再手術が必要なほどの
　　　　　高度再変形はあまり多くありません。

関節温存手術

　可動域制限：足趾を数週間固定するため、MTP 関節拘縮を生じやすいです。拘縮が生じると歩行時の疼
　　　　　　痛につながり、術後の満足度が低下してしまいます。

　創治癒遅延：とくに関節リウマチ患者の足背部皮膚は薄く、血流障害が生じやすいため、血流障害で創治
　　　　　　癒が遅れ、潰瘍が形成されるとさらに治癒が遅延してしまうことがあります。そのため、術
　　　　　　後の腫脹が軽減するまで患肢を挙上していることが望ましいです。

　足趾壊死：短縮を狭めようとすると、軟部組織が伸長することで足趾先端への血流不良が生じることがあ
　　　　　ります。

潰瘍形成

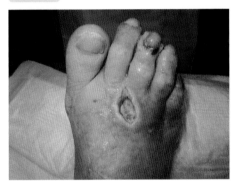

足趾壊死

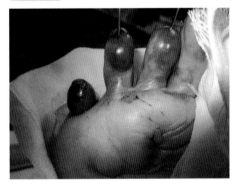

（藤村謙次郎）

🐾 人工膝関節置換術（TKA・UKA）

■ 術前の看護

術前確認表に沿って手術に向けた準備を行います。

術前に行うこと
- 術前検査の実施（CT、X線、採血、MRI など）
- 自己血貯血が必要か主治医へ確認
- 術前の皮膚状況の確認
- 持参薬の確認
- クリニカルパスと日程表の説明
- 鼻腔培養
- 歯科受診

ポイント
- 検査データを確認し、ベストな状態で入院・手術に臨めるよう調整する。
- 糖尿病を見落とさないことが大切。
- 必要であれば骨密度を計測する。

根拠 抗凝固薬や免疫抑制薬など術前中止薬があれば事前に患者・家族へ説明する。

ポイント 当院では術後感染予防の一環として行っている。

■ 入院時の看護

- 当院では人工膝関節置換術クリニカルパス（以下、TKA・UKA パス）を使用して医師・看護師・理学療法士が 1 つのシートで情報を共有しています。

TKA・UKA パスで共有すること
- 入院までの経過
- 医師説明に対する理解力・受け止め方
- 入院に対する不安
- 独居か同居か
- 術後リハビリ転院が必要か？
- 介護保険の有無、実際に利用しているサービス
- 喫煙歴、飲酒歴
- 麻痺・しびれの有無
- 疼痛程度（安静時・動作時）
- 認知障害の有無
- 入院前の ADL、入院時の ADL
- 転倒歴
- 歩行状態

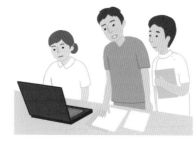

ポイント 入院時の疼痛や歩行状態をみて必要であれば歩行器や車椅子の使用を検討する。

手術にむけて準備すること
- ☑ 出血時間の確認
- ☑ 輸血オーダーの有無（オーダーがあればクロス採血）
- ☑ 術前検査は終わっているか
- ☑ 弾性ストッキングの採寸
- ☑ 術後 X 線、採血のオーダーの有無
- ☑ 絶食、絶飲時間など麻酔科の指示の確認
- ☑ 同意書（手術、麻酔、輸血など）の確認
- ☑ 手術当日の絶食入力
- ☑ 中止薬の確認
- ☑ 自宅でシャワーを浴びたかを確認
- ☑ 転倒予防 DVD の視聴

- ☑ 皮膚チェック（傷、痂疲、帯状疱疹など）、爪切り
- ☑ 排便コントロール

根拠 身体清潔のため術前はシャワーに入ってもらう。

根拠 術後に備えて、入院時から転倒予防の指導を行っている。

■ 術当日の看護

搬入前の確認項目

- ☑ バイタルサインの測定を実施したか
- ☑ 術側にマーキングしているか
- ☑ 弾性ストッキングは装着したか（健側のみ）
- ☑ 血管を確保したか
- ☑ 絶食・絶飲の時間は守れているか
- ☑ 同意書（輸血・麻酔・手術）は揃っているか
- ☑ 手術着に着替えているか
- ☑ 当日の中止薬はないか
- ☑ 手術バッグは作成したか（抗菌薬、患側の弾性ストッキング、登録フォーム、手術部位確認シート、手術室申し送り表）

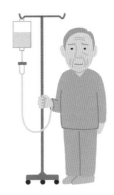

ポイント

点滴の代わりにアルジネート® ウォーター（栄養機能食品）を使用する場合がある。

よくあるギモン

どうしてマーキングするのですか？
手術部位の左右取り違えを防止するためです。

■ 術後の看護

術後ベッドの準備

ベッド周辺に揃えておくもの

- バイタルサイン測定セット
- 輸液ポンプ
- モニター
- 酸素流量計

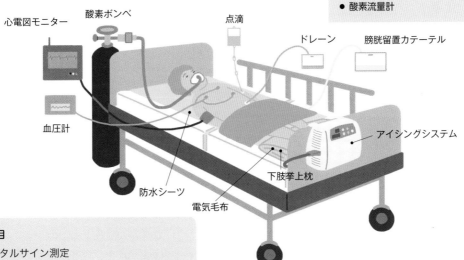

心電図モニター　酸素ボンベ　点滴　ドレーン　膀胱留置カテーテル　血圧計　防水シーツ　下肢挙上枕　電気毛布　アイシングシステム

観察項目

- ☑ バイタルサイン測定
- ☑ 覚醒状況
- ☑ 疼痛程度
- ☑ 知覚麻痺の有無
- ☑ 心電図モニター波形
- ☑ 創部出血有無
- ☑ 四肢自動運動の有無・程度
- ☑ 点滴刺入部
- ☑ EPI（刺入部・流量・残量・薬液漏れの有無）
- ☑ 麻酔に関連した症状観察
- ☑ 皮膚トラブル

ポイント

術後は麻酔で体温調節中枢が抑制されることにより低体温が生じやすいため、電気毛布は必ず温めた状態にしておく。

確認すべき採血データ

● 当院では TKA・UKA パスに沿って術後 1 日目、3・4 日目、7 日目、14 日目に採血を実施しています。

確認項目

☑ ヘモグロビンや赤血球の値（貧血が進行していないか）
● 貧血の進行状況に応じて輸血や抗凝固薬開始が検討されます。
● 抗凝固薬を使用する際は PCA 抜去後から 6 時間空いていることを確認します。
☑ 白血球や CRP の値（炎症データは上がっていないか）
● 炎症データが高い場合、創部の状態（腫脹・熱感・発赤）や発熱、疼痛の状況を五感を使って観察することが大切です。
● とくに定期的に解熱・鎮痛薬を内服している患者は発熱しにくいため注意が必要です。
☑ K、Na 値（電解質の異常はないか）
☑ 腎機能、肝機能の値（薬剤の身体への影響はないか）
● 腎機能や体重に応じて抗凝固薬の投与量を調節します。
● 肝機能の値が上昇している場合は薬剤性も疑われます。

注目！

当日のデータだけではなく前回のデータと比較することが大切。

根拠 硬膜外血腫のリスクがあるため。

TKA 術後創部の経過

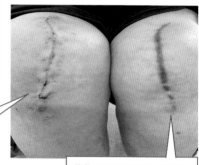

術後 10 日以上が経過した創部。

術後 7 カ月が経過した創部。

食事

● 術後、自己調節鎮痛法（PCA：patient controlled analgesia）や疼痛の影響で食事が摂取できない患者に対しては輸液の継続や管理栄養士の介入、補食を検討しています。

注意！

● 血糖降下薬やインスリンの固定打ちがある患者は投与してよいか確認が必要。
● 鎮痛薬の影響で吐き気が出現することもあるため、制吐薬の検討が必要。

疼痛管理

● 疼痛の程度に応じて PCA を継続するか、抜去するか主治医へ確認します。
● 吐き気が強い場合には PCA を中止することもあります。
● PCA の除去や離床開始によって疼痛の増強が予測されるため、術後 2〜3 日までは鎮痛薬の内服と併用して点滴（アセトアミノフェン製剤など）を使用して疼痛コントロールを行っています。

ポイント

疼痛増強が予測されるリハビリなどの前に鎮痛薬の使用を患者に確認するとよい。

ポイント

術後は腫れやすく疼痛が出現しやすいためアイシングを積極的に使用する。

術後の離床

- 当院では術後 1 日で膀胱留置カテーテルを抜去し、車椅子移……乗でのトイレ誘導を行っています。

注意！ 初回のトイレ歩行時はふらつきやすいため慎重に行う必要がある。

- リハビリ状況をみながら担当 PT と安静度（移動手段）を決めていきます。
- 自立を検討するときに、睡眠導入剤の内服状況など考慮しながら慎重に行う必要があります。

注意！ 疼痛による膝折れや起立性低血圧に注意が必要。

- 術後転倒のリスクを説明したうえで、介助者と一緒に移動する……ように指導することが必要です。

注意！ 患者が使用する車椅子や歩行器は定期的に点検し、安全に使用できるか確認が必要。

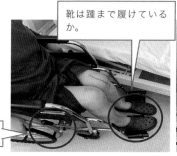

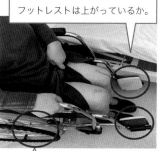

靴は踵まで履けているか。

フットレストは上がっているか。

ブレーキはかかっているか。

タイヤの空気は入っているか。

深部静脈血栓症（DVT）予防

- 術当日はフットポンプと弾性ストッキングを併用します。
- 術後 1 日目以降は離床状況に合わせてフットポンプを除去し、抗凝固薬を検討します。
- 水分摂取を促し、下肢の背屈・底屈運動を指導します。

注意！ 弾性ストッキングで MDRPU（医療関連機器圧迫創傷）が発生する事例もある。2 時間ごとに弾性ストッキングの上げ下げを行う。

ポイント 血栓のある、離床が進んでいない患者は主治医の指示のもと弾性ストッキング装着期間を延長する場合がある。

術後せん妄の予防

- 術後せん妄とは、手術を受けたことがきっかけで起こる意識の混乱です。
- 患者はさまざまな要因からせん妄状態になることがあります。
- 術前から患者のせん妄リスクをアセスメントし予防していくことが大切です。

注意！ ベンゾジアゼピン系の薬剤はせん妄を助長させるおそれがある。内服している患者は主治医へ相談する。

患者のせん妄リスク

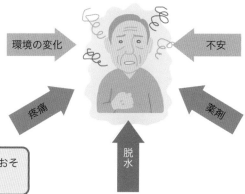

環境の変化

不安

疼痛

薬剤

脱水

▪ CPM を用いた訓練

- CPM（continuous passive motion：持続的関節他動訓練器）を用いて関節の屈曲・伸展運動を他動的にゆっくりとしたペースで持続的に行う訓練方法です。
- 当院では術前の屈曲が 90° 未満の患者に対して行っています。

注意！ 機械が屈曲する部分と膝の位置を合わせる。

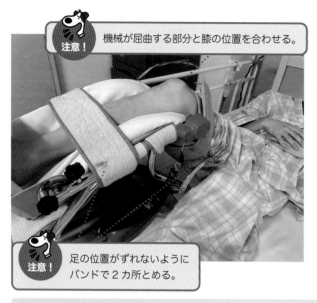

注目！

CPM
① CPM は機械のサイズが大きいため必ず2人で運ぶ。
②疼痛を確認しながら徐々に角度をアップしていく。
③患者のそばを離れる際は必ずナースコールを患者の手元に置いておく。

注意！ 足の位置がずれないようにバンドで2カ所とめる。

🐾 足関節骨折

▪ 術前の看護

- 術前はできる限り安静にし、下肢挙上、アイシングを徹底します。
- シーネ固定をしているため、水疱形成、知覚障害に注意して観察します。
- 移動は患肢免荷で松葉杖歩行か車椅子を使用します。

ポイント
氷嚢の清潔管理に留意することが大切。

よくあるギモン

なぜ術前に下肢挙上とアイシングを行うのですか？
腫脹が強く出やすく、下垂によって疼痛が増強しやすいためです。また、腫れが著しい時期に手術を行うと術中に縫合困難となったり、術後に感染を起こすリスクが高くなります。

アイシング

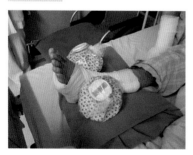

水疱形成しやすい部分

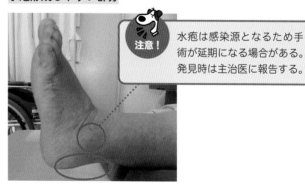

注意！ 水疱は感染源となるため手術が延期になる場合がある。発見時は主治医に報告する。

術後の看護

- 足関節術直後は疼痛を軽減するためシーネで固定します。痛みが軽減したら腫脹の程度を勘案しながら、早めにシーネを外して自動可動域訓練を開始します。

荷重制限

- 荷重制限を主治医に確認し、早期離床を図ります。
- 荷重制限は医師、理学療法士、看護師、介護福祉士などスタッフ間での情報共有が大切です。
- 当院では安静度表を患者のベッドサイドに貼っています。

ケア

- 装具ができるまでシーネ固定をするため、毎日の清拭時に創部の感染徴候、皮膚トラブル、知覚障害の有無を観察します。
- シーネ固定中は腫れを引かせるために足趾の運動を促し、下肢挙上、アイシングを行います。
- 足関節の底背屈運動を観察する。
- 安静度に応じて ADL の介助を行います。
- 荷重制限があるためバランスを崩して転倒しやすいです。車椅子の場合はストッパーがかかっているか、フットレストが上がっているか、荷重制限を守れているかを確認してから移乗します。
- 理学療法士と協力しながら ADL 自立にむけて、適宜評価を行います。

安静度表

	整形Dr( )
患者名	総診Dr( )
入院日 /	OP日 /
病名〔 〕	
術式〔 〕	

弾性ストッキング除去日〔 〕※装着期間は2週間です

昼
夜

特記〔 〕
荷重〔免荷 1/3 1/2 2/3 全荷重〕
見守り〔 無 ・ 内 ・ 外 〕
補聴器（有・無）義歯（有・無）
オムツ申し込み 中止日（ ）
不要 ・ 済み（ A ・ B ・ C ）
開始日 （ ）（ ）（ ）

これも覚えておこう！

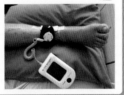

超音波骨折治療器
骨癒合を早めるため、関節固定、骨切りの患者には超音波骨折治療器を使用します。3カ月の使用を基本とするため、退院後に自宅や転院先でも続けられるよう患者指導を行います。

根拠 術前からのシーネ固定により筋肉拘縮や神経麻痺が起こっていないかを確認する。同時に関節可動域もチェックする。DVT 予防にもなる。

🐾 外反母趾

注意！ 疼痛が強い・転倒のリスクが高い患者へは車椅子介助などを行い安全に配慮する。

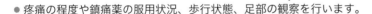 術前の看護

- 疼痛の程度や鎮痛薬の服用状況、歩行状態、足部の観察を行います。
- 術後感染予防として、爪切り・切開予定の皮膚に白癬がないかの確認は重要です。

根拠 歩行時に骨切り部に負担をかけると転位を起こす可能性がある。

術後の看護

- 患部に負担をかけすぎないよう注意しながらリハビリを開始します。
- 装具ができたら装着して歩行を開始します（母趾の免荷装具）。
- 主治医が包帯交換する際に看護師が介助し、創部を観察します。
- 発赤・腫脹の程度、創癒合不全の有無を確認しましょう。

注意！ 骨癒合確認まで踏み返し（足底が床から離れる際、足趾側が床に接地し踵が床から離れている状態）を行わないことが重要です。

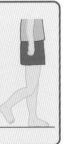

注目！ 関節リウマチ（RA）患者の腫脹の悪化には十分に注意する。

（矢野禎子・阿形ひかり・楠田京子・古賀晴香・髙本結衣）

5 膝・足関節術後の リハビリテーション

膝靱帯損傷術後の装具

ハードブレース

根拠 術後は関節の不安定性が大きくなるため。

- 靱帯再建術後のリハビリ開始時にはハードブレースを装着します。
- 膝関節屈曲・伸展角度を制限することが可能で、リハビリ時および歩行時に膝関節を保護します。

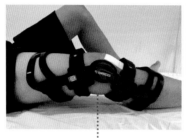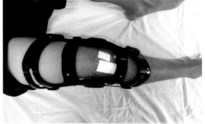

写真提供：麻生メディカルサービス
Photo courtesy of Breg,Inc

注意！ 皮膚トラブルを防止するため、ストッキネットやタオルなどを挟むこともある。

よくあるギモン

入浴時やベッド上では装具を外してもいいですか？
シャワー時に一時的に除去してもよいのか、またはビニールで保護してシャワー中も装着する必要があるのか、主治医に指示を仰ぎましょう。装具の装着時期・除去時期についても同様です。

膝関節術後の装具

ニーブレース

- 膝関節術後に患部の安静を保つために使用される軟性装具です。

注意！
- 動作時や歩行時に固定がゆるみ、装具がずれることがある。装着時にテープをしっかりと締めておく。
- 締めすぎによる腓骨神経麻痺に注意する。

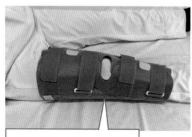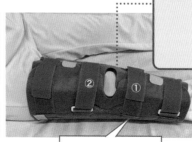

写真提供：日本シグマックス株式会社
麻生メディカルサービス

膝蓋骨にニーブレースの中心が合うように装着する。

①膝下、②膝上の順にテープを締める。

🐾 足関節骨折術後の装具

足関節装具

● 術後は骨折部をストレスから守るとともに骨折部の安静を保ち、骨癒合を促すことが重要です。

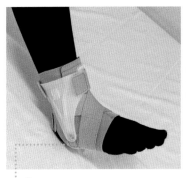
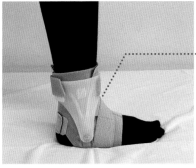

注意！
装具の圧迫から皮膚トラブルが起こる可能性がある。適宜皮膚状態を観察する。

写真提供：日本シグマックス株式会社
　　　　　麻生メディカルサービス

ポイント
骨折部の安定性を確保して足関節を保護するため、腫脹が軽減してから装具を装着する。

よくあるギモン
装着期間中、皮膚に発赤ができた場合はどうしたらいいですか？
皮膚トラブルが起きた際はストッキングや靴下を履くなどで対応します。また、夜間や安静時に一時的に除去することを主治医に相談しましょう。

🐾 アキレス腱断裂術後の装具

アキレス腱断裂用装具

注意！
腫脹があると、装具装着で患部に圧迫感や違和感が生じる。圧迫によって患部が発赤したり、傷をつくったりしないように観察する。

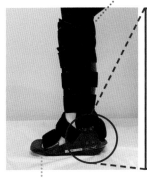
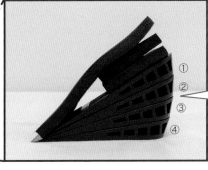

① ② ③ ④

患部の状態に応じて、パッドを1枚ずつ除去する。

写真提供：麻生メディカルサービス
　　　　　アドバンフィット株式会社

根拠
● 足関節を底屈位で固定することで、縫合腱を減張位に保ち、伸張ストレスを避ける。
● 縫合腱の治癒過程に合わせて底屈角度を調整することで、早期から患肢に荷重できる。

よくあるギモン
なぜパッドは1枚ずつ除去しなければならないのでしょうか？
腱に過度な伸張ストレスがかかり、縫合腱が治癒する過程で過伸長が生じます。腱の過伸長は筋力低下につながるため、パッドの除去は慎重に行う必要があります。

踵骨骨折術後の装具

踵骨骨折用装具

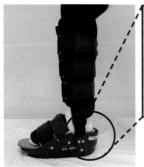
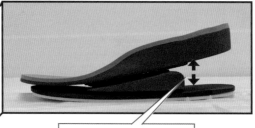
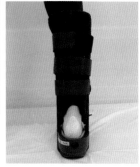

荷重時に踵部が床につかない
よう、隙間が空いている。

根拠

- 踵骨骨折術後の治療では、骨萎縮を予防するため、早期に荷重を開始する。
- 過度な負荷は骨癒合を阻害するため、踵骨免荷装具を使用して段階的に荷重量を増やす。

注意！

装具の圧迫により、皮膚トラブルが起こる可能性がある。適宜皮膚状態を観察する。

写真提供：アドバンフィット株式会社
麻生メディカルサービス

（澤田優樹・小樋雅隆）

8章

上肢の疾患・治療・看護・リハ

① 上肢のおもな疾患

👣 上肢の骨折

- 激しい転倒、転落、墜落、交通事故、直接打撃（ぶつけた、殴った、殴られた）、スポーツ外傷に加え、下肢外傷と比べて労働災害も多く、開放骨折や切断指（肢）となることもあります。
- 上腕骨骨折に特有な受傷機転として投球骨折（螺旋骨折）があります。

ポイント
骨は直接打撃にはかなり強いが、回旋力には弱い。腕相撲で折れることもある。

▨ 骨折形態（長管骨骨折）

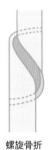 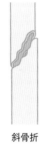 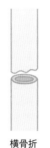 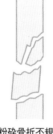

螺旋骨折　　　斜骨折　　　　横骨折　　　　粉砕骨折不規則

- 骨折線の走行による分類法です。
- 螺旋骨折は長管骨に捻転力が作用した場合に生じます。
- 横骨折は直達外力や伸張・牽引力が加わり生じます。
- 粉砕骨折は強力な外力が作用して生じます。
- 複雑骨折とは骨折部が外界と交通性がある開放骨折を示す用語です。

これも覚えておこう！

骨折の疼痛・腫脹

● 疼痛

骨の表面の骨膜には神経がたくさんあり、患者が動いたり診察時に押さえられたりすると骨折部で断端同士がすれ、神経が刺激されて激痛が走ります（可動時痛・圧痛）。一方、動かさなければあまり痛くありません。

● 腫脹

骨は外側の皮質骨と内側の海綿骨の2重構造になっていて、海綿骨部は血流が非常に豊富です。骨折すると内部の海綿骨からの出血が周囲の筋肉や皮下組織に向けて漏れ出していき、血腫となって腫れます。皮下出血痕（いわゆる青たん）になることが多いです。肘関節周囲の骨折では腫脹が顕著になりやすく、水疱を形成して皮膚トラブルが発生します。骨折転位（ずれ）がほとんどない骨折では腫れないこともあります。

👣 上肢骨折の診断

- まずX線を撮影しますが、骨折形態を詳しく把握したい（とくに手術に向けてプランニングしたい）場合は長さや幅なども正確に計測できるCTを撮影します。

CT（3D-CT）

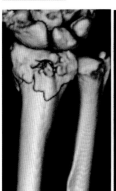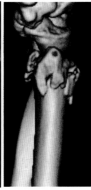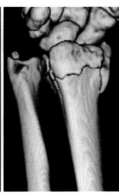

- 3D-CT は骨折形態を多方向から視覚的に把握するのに有用です。
- 特定の骨だけを抽出することもできます。

MPR-CT（Multiple Plane Reconstruction-CT）

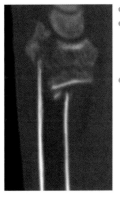

- 断層像です。
- 水平断像だけでなく、前額断像や矢状断像など、任意の方向の断面像を作成できます。
- 関節内に及ぶ骨折線や小さな骨片などを探索できます。

MRI

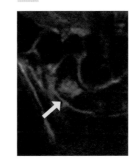

- X 線ではわからないくらいの微小な骨折（不全〈不顕性〉骨折）や骨挫傷の有無を判定します。

🐾 さまざまな骨折

📖 開放骨折

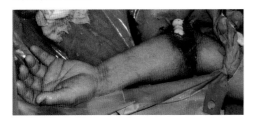

- 開放骨折は閉鎖性骨折に比べて感染の危険性が高く、骨癒合も遅延しやすいです。
- 神経・血管損傷を合併する確率も高くなります。軟部組織損傷や皮膚欠損が大きい場合には皮弁や移植などを検討します。
- 骨折部の近くに創があれば、たとえ小さな創で<u>直接骨折部が見えていなくても開放骨折</u>として対処します。

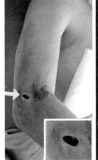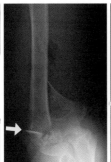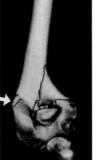

根拠 一度骨折断端が皮膚を突き破った後、また元に戻って筋肉や脂肪に埋もれている可能性が高いため。

ポイント 超音波骨折治療器（p.113）の使用を積極的に検討する。

119

骨粗鬆症性脆弱性骨折

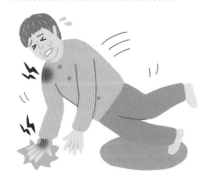

- 骨粗鬆症をもつ高齢者やステロイドを内服しているなど内科的疾患がある患者では、起立位からのちょっとした転倒で骨折（低エネルギー外傷）します。
- 上肢では橈骨遠位端骨折と上腕骨近位端骨折が代表的で頻度が高いです。

注目！
大腿骨近位部骨折・脊椎椎体骨折とともに、「高齢者の4大骨折」とよばれる。

病的骨折

ポイント
上肢では上腕骨が多く、肘以遠はまれ。

胃がんの骨転移

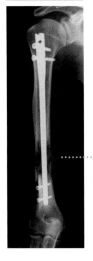

- 悪性腫瘍が骨へ転移すると転移性骨腫瘍となった部位に溶骨性変化が生じ、骨構造が弱くなります。
- 小さな外力（まったくない場合もあり）でも病的骨折が生じます。
- 予後不良で全身状態が悪い場合は姑息的手術を行います。髄内釘でしっかり固定すると骨折部が安定化し、疼痛が軽減します。
- 生命予後が長く、単発で、全身状態が良好であれば、根治的に病巣を掻爬して人工関節に置換することもあります。

注目！
転移性骨腫瘍による病的骨折は骨癒合が期待できないことがほとんどで、姑息的手術として髄内釘固定を行って上腕骨全長を支える。腫瘍部はそのまま残すことになるので、溶骨部は少しずつ拡大していく。

よくあるギモン
姑息的手術と根治手術について教えてください。
がん細胞をすべて取り切って完全な治癒を目指す「根治手術」とは違い、「姑息的手術」ではがん病巣はそのままとして日常生活機能の改善を図ります。

小児の骨折

- 転倒・転落・墜落（屋内でも椅子やソファ、テーブルの上から落ちたり、飛び降りたり）で受傷することが多いです。
- 小学高学年〜中学生ではスポーツ外傷も多くなります。
- 自家矯正（少々変形癒合しても成長するにつれてまっすぐに矯正される）があるので、基本は保存治療となります。
- 治療方針を検討する判断材料となるため、骨端線（成長線）損傷の評価が重要です。

ポイント
小児の骨折は上肢が3分の2を占める[1]。

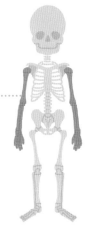

骨端線損傷の手術

骨端線を損傷すると成長するにつれて関節の近くで成長障害が起こります。保存治療を基本とする小児の骨折ですが、骨端線の転位がみられる場合は、ずれを戻す手術を行います。

手術のほとんどは鋼線・ワイヤーもしくはスクリューによる固定で、骨癒合した後は基本的に抜釘します。

根拠 強固な内固定は成長を阻害するため。

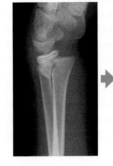 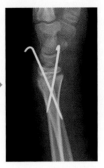

🐾 軟部損傷

- 大きな事故などはもちろん、労働災害ではさまざまな機械に巻き込まれて受傷します。
- 切断指などの完全な血管損傷では可及的速やかな血流再開を目指して緊急手術が必要です。腱損傷では指を曲げられない、伸ばせないなどの機能低下が、神経損傷では感覚麻痺、運動麻痺が起こります。
- 血管縫合の術後は抗凝固薬の点滴を行うこともあります。喫煙は血管を収縮させるので血流再開には大敵です。禁煙を厳守してもらいます。

動脈の縫合

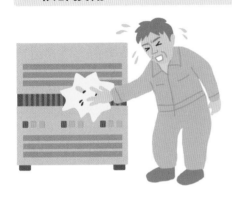

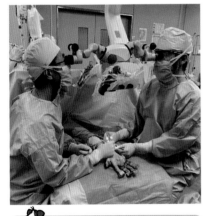

注目！ 神経と血管の縫合には顕微鏡を使う。

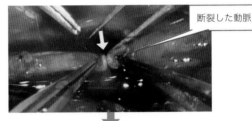

断裂した動脈

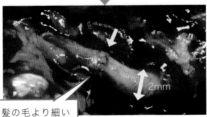

2mm

髪の毛より細い糸を使って縫う。

リハビリと血流再開が重要

神経縫合後の機能回復には数カ月から数年を要します。機能が回復するまで腱や筋肉が拘縮しないようにリハビリを行います。

神経絞扼性疾患

- 加齢などさまざまな要因により神経周囲の靱帯が肥厚、硬化、石灰化して圧迫する神経絞扼性疾患です。
- 上肢では尺骨神経を障害する肘部管症候群や正中神経を障害する手根管症候群が代表的です。
- 理学所見でほぼ診断可能ですが、誘発電位検査（該当する神経に電気刺激を与えてその伝導速度の遅延を評価する）で診断を確定します。

 注意！ それぞれの神経に固有の麻痺症状が出現するが、症状がはっきりしない（教科書的な症状と一致しない）場合には、頚椎由来の神経圧迫症状の併発や、精神的な要因がからんでいることもある。

肘部管症候群

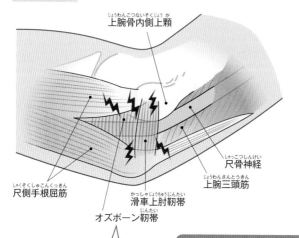

上腕骨内側上顆（じょうわんこつないそくじょうか）

尺骨神経（しゃっこつしんけい）

上腕三頭筋（じょうわんさんとうきん）

尺側手根屈筋（しゃくそくしゅこんくっきん）

滑車上肘靱帯（かっしゃじょうちゅうじんたい）

オズボーン靱帯（じんたい）

このトンネルが狭くなり、慢性的に尺骨神経が圧迫・牽引される。

ティネル徴候

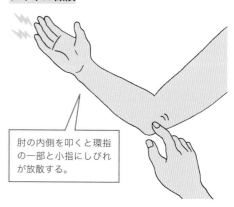

肘の内側を叩くと環指の一部と小指にしびれが放散する。

これも覚えておこう！

感覚障害と運動障害
感覚障害は外界からのいろいろな刺激を適切に感じとって認識することができなくなる状態で、運動障害は自分の意思どおりに手（指）や腕を動かすことができなくなる状態です。

軟部腫瘍

脂肪腫

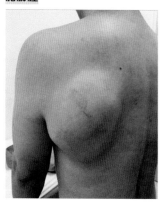

- 脂肪腫、神経鞘腫（しょうしゅ）が代表的で、多くは良性腫瘍です。
- 患者の希望、急速に増大する、あまりにも巨大で美容的な問題がある、疼痛などの神経圧迫症状がある際は手術を行います。
- 悪性腫瘍が疑われる場合は専門施設での治療を検討します。

MRI 水平断像

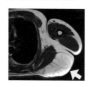

摘出した脂肪腫

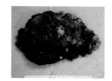

（美浦辰彦）

🐾 骨折の治療

①整復　徒手整復可能→透視下で整復

　　　　徒手整復不可能→観血的整復（手術）

②固定　徒手整復後→外固定：シーネ、ギプス ········

　　　　観血的整復後→内固定：インプラント（手術）

③後療法（リハビリテーション）

というステップで考えます。

注目！

後療法（リハビリ）につながる整復、固定を考えることが重要。

● 上肢は物を持つ、投げる、つかむ、細かい作業をするなどの機能が非常に重要なので、早期から可動域訓練を開始できるような治療計画を立てます。

手術治療（観血的整復＋内固定）

髄内釘固定

● もっとも強固な内固定法ですが、一般的に上肢では上腕骨に適応が限られます。

● 骨折部を切開・展開しないので、骨癒合がよいのが特徴です。

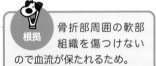

根拠 骨折部周囲の軟部組織を傷つけないので血流が保たれるため。

上腕骨骨幹部粉砕骨折

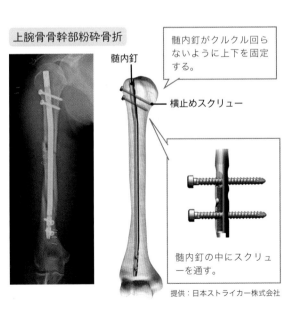

髄内釘がクルクル回らないように上下を固定する。

髄内釘

横止めスクリュー

髄内釘の中にスクリューを通す。

提供：日本ストライカー株式会社

上腕骨近位端骨折

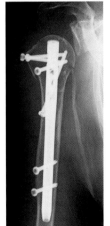

注目！

粉砕の程度や骨折の部位に応じて髄内釘・プレート固定・人工骨頭置換術を選択する。

プレート固定

- 骨折部に金属のプレートを当てて骨とプレートをネジで固定します。
- 上腕骨、前腕骨、手指骨全てにそれぞれのサイズのプレートが用意されています。

橈骨尺骨骨幹部骨折

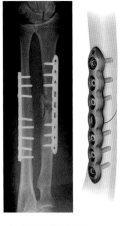

- シンプルなストレートプレートです。
- 骨折部を安定化させるため、骨折部の遠位と近位に最低3本ずつはスクリューを挿入します。

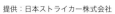
提供：日本ストライカー株式会社

上腕骨近位端骨折

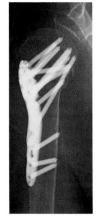

- 上腕骨頭部は軟らかい海綿骨構造（特に高齢者）なので、たくさんのネジをいろいろな方向に挿入して支えます。

橈骨遠位端骨折

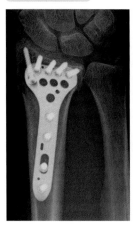
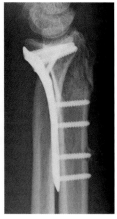

- 橈骨遠位端骨折は骨にフィットしやすいアナトミカルプレートがインプラントメーカー各社から発売されています。
- 高齢者の脆弱な骨でも複数本のロッキングスクリューで支えます。

人工骨頭置換術

上腕骨近位端骨折

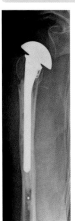

- 上腕骨頭が高度に粉砕している場合は、人工骨頭に置換する場合があります。

124

鋼線・ワイヤー

- 手指骨では多用されます。肘頭骨折でも tension band wiring として頻用されます。
- 髄内釘やプレートに比べて強度は弱い手法で、適応できる骨折も限られますが有用な方法です。

ポイント

細かい骨折の固定や小児骨折で使用される。

中手骨骨折

- ピンの先端（手前側）を皮膚の外に出しておき、骨癒合した後にそのまま抜きます。

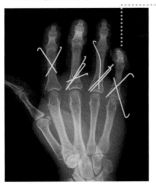

肘頭骨折

- ワイヤーを①鋼線にひっかけ、②ドリルで作成した骨孔に通し、8の字状に締結します。

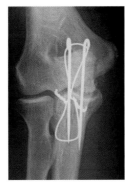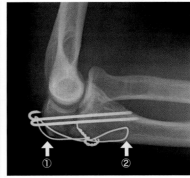

小児上腕骨顆上骨折

- 肘関節周辺の骨折は自家矯正されにくく、転位をともなう場合は整復・固定します。

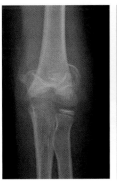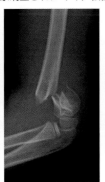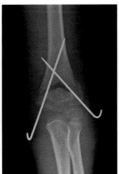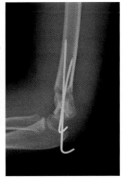

ピンニング固定手術後

🐾 神経の除圧

肘部管症候群（尺骨神経障害）の除圧術

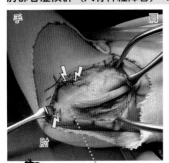
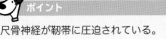

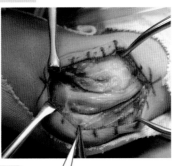

- 保存治療は効果がありません。
- 運動麻痺が出現する際は積極的に手術を検討します。
- 長期間放置すると麻痺は不可逆性となるので、なるべく早期に手術を行います。

ポイント

尺骨神経が靭帯に圧迫されている。

靭帯が切られて楽になった尺骨神経。

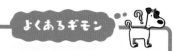

手術をしたらすぐに治りますか？
手術でできることは圧迫された神経を楽にするだけで、慢性的に圧迫されて損傷を受けた神経そのものには何も処置ができません。長い時間経過で自然回復を期待するしかないのが現状です。

根拠 大腿骨近位部骨折は手術しないと寝たきりになったり、生命に関わる合併症を起こす可能性が高いため、認知症があったり、全身状態が不良でも手術治療を基本とする。

🐾 骨粗鬆症性脆弱性骨折の治療

手術の適応

- 橈骨遠位端骨折や上腕骨近位端骨折は、骨折転位が小さければ保存的に治療します。
- 上肢では機能面の回復がポイントとなるので、能動的にリハビリできない認知症患者は手術適応が限られます。自ら意欲的にリハビリに取り組まなければ手首や肩が動くようにはなりません。

投薬治療

- 大腿骨近位部骨折と共通しますが、次の骨折を起こさないように、背景となる骨粗鬆症に対する治療がもっとも重要です。骨密度検査などを行ってから必要な投薬治療を行います。
- 内服薬はビスホスホネート製剤、SERM製剤、活性型ビ
タミンD製剤などが代表的です。
- 注射薬ではデノスマブ（半年に1回注射するプラリア®）、近年では骨形成促進薬としてのPTH製剤、骨吸収抑制＋骨形成促進の両作用を有する強力なロモソズマブなども非常に有効です。

保存治療（シーネ固定）

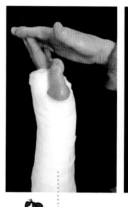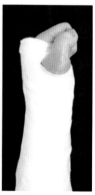

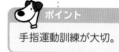

ポイント
手指運動訓練が大切。

（美浦辰彦）

■ 医原性神経損傷

- メス・ドリルなどの手術中操作による損傷です。
- 手術中の圧迫・牽引操作で手術後、一時的にしびれ感や（不全）麻痺が出現することがあります。神経が断裂しているわけではないので、ほとんどが時間経過とともに回復します。

ポイント

受傷時の骨折断端（鋭）によるものと医原性神経損傷との区別は非常に重要です。看護師も手術前の状態の評価を怠らないようにしましょう。

ばね指腱鞘切開術後の母指橈側指神経断裂

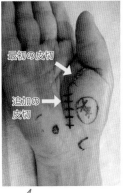

皮膚延長

最初の皮切
追加の皮切

神経を縫合するための作業スペースを確保する。

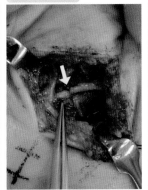

断裂した神経

断裂した神経の両断端を確認して準備する。

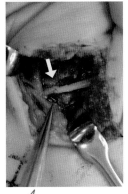

神経縫合後

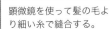

顕微鏡を使って髪の毛より細い糸で縫合する。

ポイント

止血のための駆血帯（ターニケット）で手術後にしびれ感が残存することがあるが、数日で軽快していく。

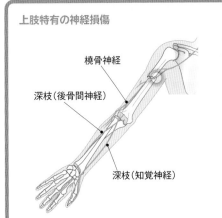

これも覚えておこう！

上肢特有の神経損傷

橈骨神経
深枝（後骨間神経）
深枝（知覚神経）

橈骨神経は上腕骨骨幹部後方を這うように接して走行しているため、上腕骨骨幹部骨折時に断端で橈骨神経が損傷されます。

（美浦辰彦）

④ 上肢の看護

🐾 上腕骨骨折

- 上腕骨骨折は近位端骨折、骨幹部骨折、遠位端骨折に分類されます。
- 骨折部位が肘などの場合、上腕骨や肩関節が動くことで安静が保てなくなるため、三角巾やシーネ固定で骨折部位の安静を保ちます。
- プレート固定などの術後も同様に固定します。

根拠
- 三角巾で体幹に固定することで良肢位が保ちやすくなる。
- 患肢を挙上する。
- 疼痛軽減につながる。

三角巾固定

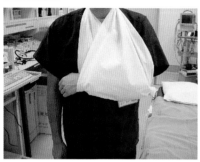

シーネ固定

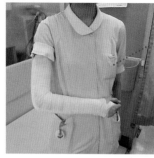

注意！ 固定がきつすぎると著明な疼痛や感覚運動障害、血流障害が生じることがある。

📋 術後観察のポイント

- 当院では上肢パス、橈骨遠位端骨折パスを使用して観察項目や看護を統一しています。

患肢の観察項目
- ☑ 創部観察
- ● 出血
- ● 滲出液
- ● 腫脹
- ● 熱感
- ● 創部周囲発赤

- ☑ 橈骨動脈触知
- ☑ 知覚麻痺
- ☑ 自動運動
- ☑ 疼痛程度観察
- ☑ 橈骨、尺骨、正中神経麻痺の有無 クッションなどを使用し患肢挙上、安楽な肢位の保持ができているか

全身状態の管理
- ☑ バイタルサイン測定
- ☑ 尿量測定
- ☑ 麻酔後の意識レベル観察
- ☑ 腸蠕動音（飲水・食事再開）

📋 術翌日以降の観察

全身状態の管理
- ☑ 初回は付き添いのもと、車椅子の移乗、歩行状態の評価を実施
- ☑ シャワー時など衣類着脱の介助
- ☑ 膀胱留置カテーテルを挿入している場合は、抜去後の自尿の有無を確認
- ☑ 手指自動運動、知覚麻痺の有無（神経ブロックなどの麻酔効果が残存していないかを確認）

神経麻痺を予防する

根拠 開放創やけが・骨折、シーネや体位によって神経が圧迫されることで起こる。

橈骨神経麻痺（下垂手）

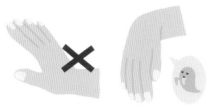

手首の背屈・手指の伸展ができない。

尺骨神経麻痺（鷲手）

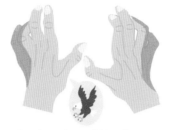

母指球筋以外の手内筋の萎縮、かぎ爪変形（鷲手）が生じる。
小指全体と環指尺側半分がしびれ、完全に伸ばすことができない。

正中神経麻痺（猿手）

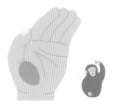

母指から環指橈側半分の感覚障害、手首の屈曲、母指の付け根の筋肉（母指球筋）の筋力低下。

🐾 肩関節脱臼

- 三角巾とバストバンドで固定します。
- 患部の炎症・腫脹を軽減するためにアイシングします。
- 装具装着にともなう皮膚圧迫痕などの有無を観察しましょう。
- 就寝時は枕で挙上するなど姿勢を工夫します。

🐾 腱板断裂

外転枕の装着

- 術後、修復した腱板にストレスが加わらないように外転枕を装着します。

根拠 良肢位を保つことが安楽や疼痛軽減につながる。

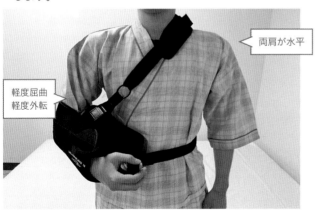

両肩が水平

軽度屈曲
軽度外転

ポイント 清拭や入浴などで一時的に外転枕を除去する場合はタオルを使用したり介助者が腕を支えたりして良肢位を保つ。

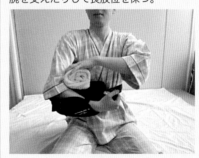

■ 就寝時のポジショニング

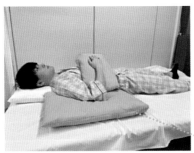

※わかりやすいように外転枕を除去して
撮影している。

ポイント
外転枕を装着し、肩が
落ち込まないようにす
る。修復部分へのスト
レスや疼痛の予防のため
クッションを使用する。

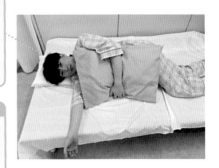

ポイント
肩に力が入らず脱力で
きるよう枕やタオルで
肩甲骨と枕が平行にな
るようにする。

🐾 鎖骨骨折

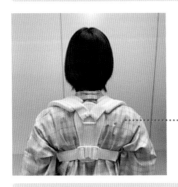

● 胸を張った状態で固定し、骨折した部分がずれるのを防止します。

注意！
上肢のしびれの原因となるため、クラビク
ルバンドを装着する際は強く締めすぎない
ようにする。ベルトに印をつけ、装着強度
を一定にする。

🐾 上腕骨顆上骨折

● 手術前に骨折部の短縮予防、可及的整復、局所の安静目的でスピードトラック牽引を行います。

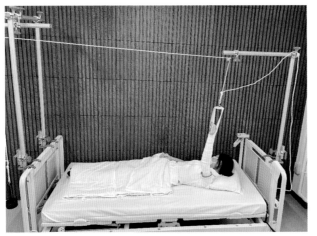

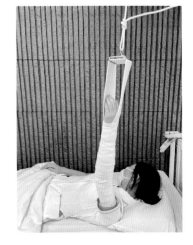

ポイント
正しい方向・重さで牽引されているか、体位に苦痛がな
いか、冷感・しびれ・前腕部の著しい腫れや強い痛み等
がないか観察する。

注意！
筋肉や神経の血流障害によって生じる
コンパートメント症候群にも注意する。

（豊田真紀・福田麻衣・深見穂乃・舛本 蓮・青木舞子）

⑤ 上肢術後のリハビリテーション

腱板断裂術後の装具

ウルトラスリング

- 腱板断裂術後は、肩関節の外転保持目的で装具を使用します。

根拠 患者が肩関節を自分で挙上したり、内転したりしてしまうと腱板縫合部に負荷がかかって再断裂の危険性がある。

2人での着脱手順

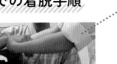
注意！ 装具の着脱はできる限り2人介助で行う。

1人が術側上肢を軽度外転、内外旋中間位で保持して、もう1人が装着を行う。

前腕を装具に入れる。

背面からベルトを装着する。

軽度外転位

肩関節が軽度外転位に保たれていることを確認する。

内外旋中間位

肩関節が内外旋中間位に保たれていることを確認する。

注意！
- 自分で肩関節を動かすと再断裂の危険性がある。
- 患者には、肩関節に力を入れないように指導する。

患者自身での着脱手順

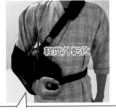
固定ベルトを外す。

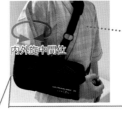
タオルなどを丸めて挟み、外転位を保持しながら、装具を外す。

よくあるギモン

装具を外してもよいときはありますか？
リハビリ、シャワー時以外は常時装着を基本とします。シャワー時には看護師が患肢を保持し、三角巾と2Lペットボトルを使用し、外転位を保ちます。1人で装具を着脱する際も、タオルなどを丸めて使用し、外転位を保ちます。

写真提供：日本シグマックス株式会社
麻生メディカルサービス

これも覚えておこう！

- ベルトの首・背部への接触および圧迫、外転枕による前胸部への圧迫によって、皮膚トラブルが起こる可能性があります。
- 肌着を使用する、首のベルト部分をタオルや緩衝剤で保護するなどの対策をとり、皮膚への接触や過度の圧迫を防ぎます。
- 術後は手関節・手指は積極的に動かしましょう。
- 重い物を持つことは禁止です。

🐾 鎖骨骨折後の装具

▣ クラビクルバンド

- 鎖骨骨折後は、骨折部の短縮を予防するため、肩甲骨を伸展し、胸を張った状態を保ちます。
- クラビクルバンドを装着して鎖骨の安静を保持し、転位を予防します。

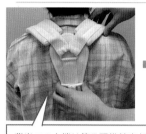

背当ての上端は第7頚椎棘突起（首の後ろの骨のでっぱり）より下部に位置するように合わせる。

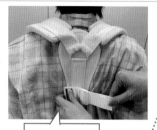

ベルトを通す。

注意！
- 強く締めすぎると皮膚や血流に支障が出るので注意が必要。
- 皮膚トラブルを避けるため下着や衣服の上から装着する。

これも覚えておこう！
- 1人で装着する場合は、前開きのシャツをハンガーにかけ、クラビクルバンドを背負わせてシャツごと着ます。
- 基本的には入浴時以外の装着が必要です。

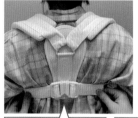

左右均等に引っ張る。

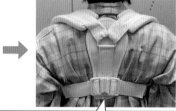

背当てに通したベルトは、腋窩部に対して床と水平か、背当て側がやや下がるくらいに装着する。

ポイント
固定したベルトの位置をマジックでマーキングする。

写真提供：日本シグマックス株式会社
麻生メディカルサービス

🐾 鎖骨骨折後のリハビリテーション

屈曲90°以下での肩挙上訓練 **90°以上の肩挙上**

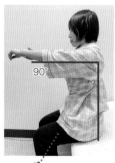

90°

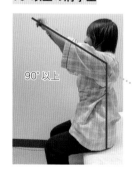

90°以上

ポイント
術後3〜4週程度は肩関節挙上を90°以下に制限する。その後の可動域は骨癒合の状態を考慮して医師と相談して進める。

注意！
肩関節挙上が90°を超えると骨折部への負担となり、骨折部がずれるおそれがある。

根拠
鎖骨にかかるねじれの力が強くなるため。

よくあるギモン
バッグなどの荷物を持ってもいいですか？
術後3カ月は、患側への荷重・重い作業は行わないように指導しましょう。

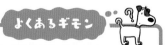

🐾 上腕骨近位端骨折後の装具

▬ 三角巾＋バストバンド固定

● 通常は肋骨骨折の患者に使用しますが、上腕骨骨折の際にも上肢の安定性を保つため、三角巾で上肢を良肢位に保持し、その上から固定します。

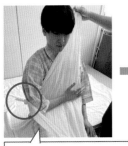

肘の部分に結び目をつくる。

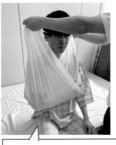

前腕を包み、三角巾の両端を首の後ろに引っ張る。

これも覚えておこう！

入浴時以外は、三角巾・バストバンドを装着します。更衣動作など患肢の安静を保つため、できる限り2人介助で行います。

注意！ 首の後ろなど三角巾が擦れる場合があるため発赤に注意し、首と三角巾の間にタオルなどを挟んで保護する。

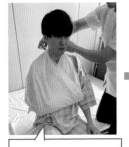

手首が肘より少し上になるよう調整し、結ぶ。

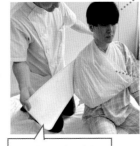

バストバンドで包む。

注意！ 発赤を予防するため、バストバンドの下には下着か衣服を着用し、肌に直接装具が当たらないようにする。

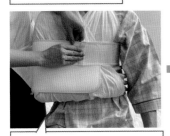

腋窩からバストバンドを通し、息を吸った状態で上側のバンドを面ファスナーで留める。

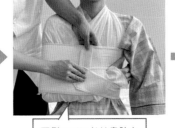

下側のバンドは患肢を包み込むように留める。

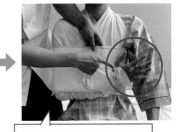

手指の運動が可能か確認する。

ポイント

バストバンドは、肩関節外旋・外転予防のために装着する。体幹に前腕が密着した状態で固定せず、握りこぶしが1つ入る程度に余裕をもたせる。

よくあるギモン

入浴時の固定はどうすればいいですか？
入浴動作時は、できれば三角巾を使用します。患肢を洗う際は、前腕を支え患者が患肢に力を入れて支持しないように注意します。あらかじめ、患者の運動指示、禁忌肢位の有無などを確認しましょう。

右端縦書き：
8章
上肢の疾患・治療・看護・リハ
⑤ 上肢術後のリハビリテーション

上腕骨近位端骨折後のリハビリテーション

振り子運動

根拠 体幹前傾位での振り子運動は、重力を利用して行うため負担が少ない。骨折部に回旋ストレスを加えることなく、安全に肩屈曲可動域訓練を行うことが可能。

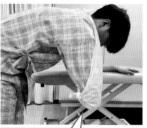

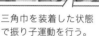
三角巾を装着した状態で振り子運動を行う。

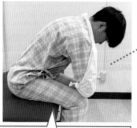
術後で立位が不安定な場合、腰痛がある場合などは座位で行う。

注意! 必ず三角巾を装着した状態で行う。術後1〜2週程度で炎症が治まれば、主治医に確認ののち三角巾を外す。

これも覚えておこう!

患肢は三角巾とバストバンドで固定されますが、手指の運動は積極的に行い、上肢全体の浮腫の予防、改善に努めます。

橈骨遠位端骨折後の装具

根拠 手首を支持することで、手関節の動きを制限・固定する。関節の動揺を軽減し、安静に保つことができる。

リストサポーター

● 手根管症候群、手関節骨折、手根骨骨折、腱鞘炎、捻挫などの患者に適応されます。

注意!
● 装具装着によって骨突出部（尺骨茎状突起など）に発赤が出ていないか確認する。
● バンドがゆるいと支持性が低下する。
● 強く締めすぎると皮膚や血流に支障が出るので注意が必要。

手掌側
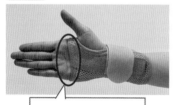
遠位手掌皮線より近位に装具が来るようにする。

手背側
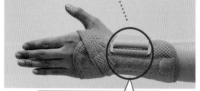
手首部分のバンドの締め具合をしっかり確認する。

側面
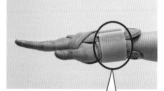
手関節肢位保持のため、手首部分のバンドを締める。

根拠 遠位手掌皮線より遠位にあればMP関節（中手指節関節）の動きを制限するため関節拘縮の原因となる。

これも覚えておこう!

入浴動作時は、主治医の指示を確認し創部の状態に応じて防水するか確認しましょう。

よくあるギモン

水に濡れたらどうすればいいですか？
日常生活動作で濡れたり汚れたりしやすい装具のため、支柱を取り外して洗濯できるようになっています。洗濯後に支柱を戻すときは、方向に注意する必要があります。

写真提供：日本シグマックス株式会社
麻生メディカルサービス

🐾 橈骨遠位端骨折後のリハビリテーション

● 術後の浮腫を予防するため、ベッド上ではクッションを使用し、患側挙上、良肢位保持に努める。

臥位

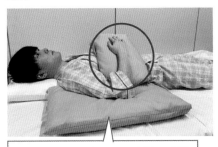

患部を挙上する。クッションを用いて肩軽度屈曲外転位、肘90°屈曲位を保つ。

根拠 手を心臓より高い位置に保持して浮腫を予防する。

側臥位

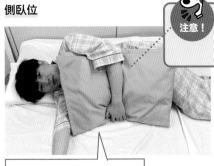

注意！ 患部の位置が低いと、腫脹・浮腫の増悪につながる。

クッションを用いて患部を挙上し、楽な姿勢を保つ。

これも覚えておこう！

● 術後は手指の運動を行い、浮腫の予防・改善に努めます。
● 重い物を持つことは禁止です。

（安藤幸助・澤田優樹）

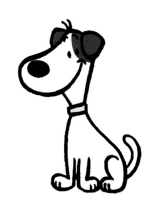

9章

そのほかの疾患・治療・看護・リハ

関節リウマチ・四肢切断・骨粗鬆症

関節リウマチ

病態

- 関節リウマチ（rheumatoid arthritis：RA）は自己免疫疾患で、多発性関節炎を主病変とします。
- 関節の滑膜に炎症が生じ、関節障害が起こります。
- 発症初期は滑膜の炎症のみですが、寛解と再燃を繰り返し、進行すると軟骨や骨が破壊されます。
- 30〜50歳代に好発し、1：3の割合で女性に多い疾患です。

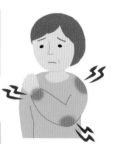

注目！
本来病原体から身体を守る免疫システムが自分の身体を攻撃してしまう。

これも覚えておこう！

関節リウマチは全身性エリテマトーデス、シェーグレン症候群、ベーチェット病など代表的な膠原病のなかでもっとも多いです。

診断

ACR/EULAR 2010 RA 分類基準

腫脹または圧痛関節数（0〜5点）	
1個の中〜大関節 **	0
2〜10個の中〜大関節 **	1
1〜3個の小関節 *	2
4〜10個の小関節 *	3
11関節以上（少なくとも1つは小関節 *）	5
血清学的検査（0〜3点）	
RFも抗CCP抗体も陰性	0
RFか抗CCP抗体のいずれかが低値の陽性	2
RFか抗CCP抗体のいずれかが高値の陽性	3
滑膜炎の期間（0〜1点）	
6週間未満	0
6週間以上	1
急性期反応（0〜1点）	
CRPもESRも正常値	0
CRPかESRが異常値	1

- 罹患関節数、血清所見（RF・抗CCP抗体）、炎症反応（CRP・血沈）、関節症状の持続期間（6週間を超えるか）をスコアリングして診断します。
- 早期に診断し、治療介入することが重要です。

※スコアー6点以上ならばRAと分類される。
**：肩、肘、膝、股関節、足首を含む
***：DIP、1st CMC、1st MTPは除外

低値の陽性：基準値上限より大きく上限の3倍以内の値
高値の陽性：基準値の3倍より大きい値

文献1より転載

薬物治療

- 抗リウマチ薬（DMARDs）：メトトレキサート（MTX）が中心的薬剤。
- NSAIDs（非ステロイド性抗炎症薬）：ロキソプロフェンナトリウム、セレコックス®（セレコキシブ）など
- ステロイド：短時間型→ヒドロコルチゾン（コートリル）
    中間型→プレドニゾロン（プレドニン®）
    長時間型→ベタメタゾン（リンデロン）
- 生物学的製薬：遺伝子組み換え技術を用いて細胞培養など生物学的技法によりつくられた薬剤。インフリキシマブなど。

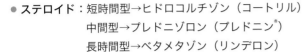

注目！
アンカードラッグという。

手術治療

- 滑膜切除：関節の腫れと痛みを緩和します。
- 人工関節手術：破壊された関節機能を再建します。
- 関節固定：高度な破壊に対して痛みを取り除き、支持性を獲得します。
- 関節形成術：関節機能を温存して機能を再建します。

患者のここを観察する

☑ 指関節のこわばり、関節の腫脹・発赤・拘縮・変形
☑ 神経圧迫症状
☑ ぶどう膜炎・乾燥性角結膜炎等の眼病変
☑ 間質性肺炎・肺線維症・心筋炎などの胸部病変
☑ 発熱、貧血、食思不良、全身倦怠感、易疲労感、体重減少などの全身症状

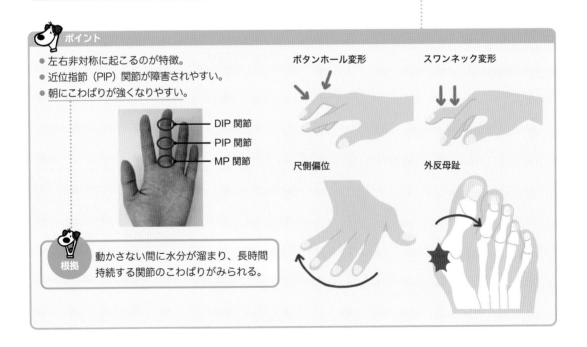

ポイント
- 左右非対称に起こるのが特徴。
- 近位指節（PIP）関節が障害されやすい。
- 朝にこわばりが強くなりやすい。

DIP 関節
PIP 関節
MP 関節

ボタンホール変形　スワンネック変形

尺側偏位　外反母趾

根拠
動かさない間に水分が溜まり、長時間持続する関節のこわばりがみられる。

患者のここを援助する

● 関節の変形や疼痛・倦怠感によりセルフケアが困難となります。状況に応じて自助具を使用します。

食事

● おにぎりへの変更を検討します。

● スプーンは柄を太くして握りやすくします。

● 補助具を使用しても自身で摂取するのがむずかしければ介助します。

根拠 握力が弱い、手や指が動かしづらいなど弱い力でも握れるようにする。

ポイント 裏に滑り止めが付いており、持ち手がある。可動域制限がある患者でも使用しやすい。

自助食器

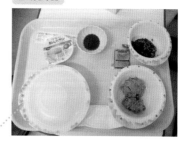

更衣

● 前開きの服やマジックテープを取り入れる。

根拠 関節痛で可動域が制限されたり、ボタンの着脱など細かい動きが困難になりやすい。

ソックスエイド

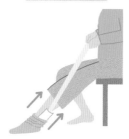

前屈みになることなく座ったまま楽な姿勢で靴下をはける。

ボタンフック

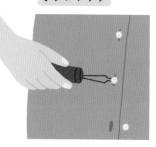

指先の細かい動きができなくても片手でボタンを留められる。

その他の自助具

台付き爪切り

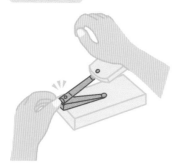

手のひらなどでレバーを軽く押し下げるだけで爪を切れる。

鉛筆ホルダー

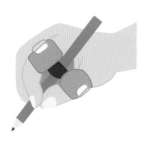

ペンを持つ指をサポートする。

注意！ 廃用症候群の進行を防ぐため、すべての動作を介助してしまうのではなく、患者の残存機能を生かしてできるだけ自身で行えるよう支援する。

疼痛の緩和

● 鎮痛薬を使用します。

● 保温し、寒冷刺激を避けます。

● 急性増悪時や強い関節痛があるときは局所を安静に保ちましょう。

根拠 寒冷刺激により手指・足先が蒼白になり冷感・痺れ・疼痛の症状が出やすくなる（**レイノー現象**）。

転倒予防

- 変化する疼痛やこわばりに合わせて車椅子やロフストランド杖・シルバーカーなどを使用し、転倒予防に努めます。

> **注意！** 症状が顕著なときは転倒リスクが高まる。付き添いを検討する。

ロフストランド杖

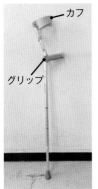
カフ
グリップ

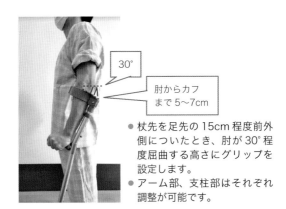
30°
肘からカフまで5〜7cm

- カフとグリップの2カ所で体重を支えます。
- 体重が分散しやすいため、握力が弱く手首に力が入りにくい人に適しています。

- 杖先を足先の15cm程度前外側についたとき、肘が30°程度屈曲する高さにグリップを設定します。
- アーム部、支柱部はそれぞれ調整が可能です。

四肢切断術（アンプテーション）

四肢切断とは

- 壊死（組織が死んでしまうこと）した四肢を切除することです。

> **根拠** 血流障害で生じた壊死組織は修復しない。感染の母床となるため、予防の目的で切除が必要。
> 血流障害：糖尿病、閉塞性動脈硬化症（ASO）、外傷で生じる。

皮膚の処置

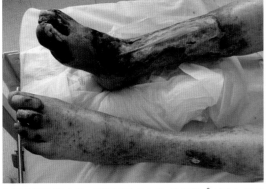

1日1回洗浄する。感染予防のためイソジン®ゲルなどの軟膏を塗布し、ガーゼと包帯で保護する。

これも覚えておこう！

糖尿病性壊疽
糖尿病の合併症の1つです。高血糖状態による血管病変で傷が治りにくくなります。血管病変が進行すると血流障害をきたし、皮膚が黒色になり、壊死します。

閉塞性動脈硬化症
手足の血管の動脈硬化により、血管が狭窄・閉塞する病態です。血流が乏しいため創傷治癒が得られず、びらんや潰瘍となって壊死が徐々に拡大します。

> **根拠** 清潔環境を保ち、壊疽・潰瘍部からの感染リスクを減らす。

■ 術前の準備

ポイント
術前から健側下肢の筋力訓練を行う。

患者へのケア
- 壊死、血流障害範囲のマーキング
- 動脈触知
- 可能であれば、術前からリハビリ介入する。
- 皮膚洗浄

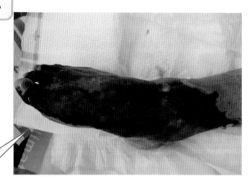

足部に広範な壊死が生じている。下腿は色調が良好に見えるが、切断レベルの決定の際は「見た目」で判断してはならない。

切断肢の処理
- 火葬場で焼却する、もしくは医療用廃棄物として処理するという2つの処理方法があります。

注意！
ボディイメージの崩壊や手足を失った後の生活に不安を抱く方が多い。精神面のケアも積極的に行う必要がある。

ポイント
切断肢の大きさや地域の取り決め、家族の意向などによって決定する。

火葬場で焼却する場合

- 切断後、医師に診断書の記載を依頼します。
- 家族が切断肢と診断書を持って最寄りの市役所で手続きし、焼却します。
- 火葬のための手続き・受付時間は地域によって違うので確認しておきます。その日に焼却できなければ腐敗防止のためにドライアイスの準備が必要です。

必要なもの
- 切断肢が入る大きさの段ボール
- 新聞紙
- ドライアイス（すぐに火葬場に行けない場合のみ）

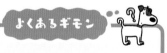

ポイント
家族に準備してもらうため、事前に情報提供が必要。

■ 検査・手術

検査で多角的に評価し、切断部位を決定する

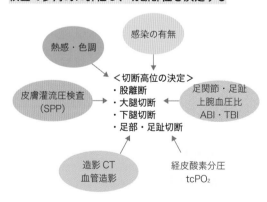

よくあるギモン

なぜ色調がよい部位も切除するのですか？
血流がよさそうに見えても血流不良な部位があります。血流不良な部位は壊死を起こす可能性が高いため切除します。見た目での判断ではなく、検査で評価することが重要です。

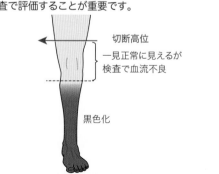

切断高位
一見正常に見えるが検査で血流不良
黒色化

術後合併症

幻肢痛

- 切断肢が存在しているように感じ、そこに痛みやしびれが生じる難治性の疼痛です。
- 切断を行った患者の多くが経験します。
- 鎮痛薬で疼痛コントロールを行い、QOL 低下を予防します。
- 患者への不安な気持ちに寄り添う精神の安楽への支援も必要です。

ポイント
実際に断端が痛むときは「断端痛」といい、幻肢痛とは区別する。

創部感染

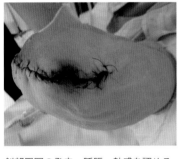

創部周囲の発赤・腫脹・熱感を認める。

血行不良による創の治癒遅延

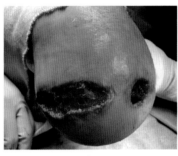

皮膚癒合ができずに皮下組織が露出している。

注意！ 周術期の血糖コントロールが大切
糖尿病を合併している患者は高血糖で白血球機能が低下している。したがって、感染しやすく組織修復機能も低下している。

術後の看護

創部の観察

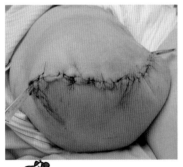

注意！ 感染徴候（発赤・腫脹・熱感・出血・滲出液）や水疱・びらんの有無を観察する。

包帯の巻き直し

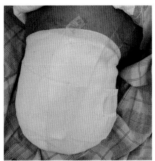

断端の血流を促進し、浮腫を改善させる。

ポイント

非虚血肢
- 断端部をきつく、上に向かうほどゆるく巻く。
- 義肢に適合させるため皮下組織や筋肉を萎縮させて形を円錐状に整える。
- 包帯が下がってきやすいのでしっかりと固定し、創を被う。

虚血肢
- 血流障害が生じないよう包帯はゆるく巻き、創からずれないようテープでしっかりと固定する。

骨粗鬆症

こんな疾患

- 骨密度・骨質の低下によって骨折のリスクが高くなる骨の障害です。

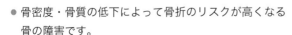 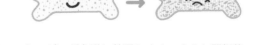

- 女性は 50 歳前後の閉経にともない、骨代謝にかかわるエストロゲンが急激に枯渇します。さらに閉経後 10 年ほどで骨量が著しく低下して骨粗鬆症が進行します（原発性骨粗鬆症）。
- 男女を問わず、代謝性疾患、ホルモン異常、ステロイド薬内服、向精神薬などの薬剤、糖尿病、慢性呼吸器疾患、腎疾患により骨粗鬆症になることが知られています（続発性骨粗鬆症）。

143

■ こんな症状

- 骨が脆くなるため転倒したり重い物を持ったりすると脊椎（椎体）、股関節（大腿骨頸部・転子部）、肩関節（上腕骨近位端）、手関節（橈骨遠位端）を骨折しやすくなります。

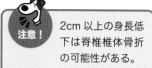

ポイント
高齢者の4大骨折ともいわれる。

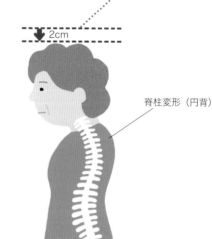

注意！
2cm 以上の身長低下は脊椎椎体骨折の可能性がある。

↓ 2cm

脊柱変形（円背）

- 骨粗鬆症性骨折のなかでもっとも頻度が高い "腰部椎体骨折" では自分では気づかないうちに、痛みもなく骨折していることがあります（いつの間にか骨折）。

これも覚えておこう！

骨折の連鎖
脆弱性骨折は、その後に生じる骨折の警鐘です。例として、椎体圧迫骨折後の大腿骨近位部骨折、橈骨遠位端骨折が生じるなどが挙げられます。

■ 診断

原発性骨粗鬆症の診断基準

脆弱性骨折がある
a：椎体骨折または大腿骨近位部骨折がある。
b：その他の脆弱性骨折があり、骨密度が YAM（若年成人平均値*）の 80％未満である。

脆弱性骨折がない
骨密度が YAM の 70％以下、または－ 2.5SD（標準偏差）以下である。

*腰椎では 20〜44 歳、大腿骨近位部では 20〜29 歳

文献 2 を参考に作成

- 低骨量をきたす骨粗鬆症以外の疾患または続発性骨粗鬆症を認めず、骨評価の結果が下記の条件を満たす場合、原発性骨粗鬆症と診断します[2]。

よくあるギモン

患者は疼痛もないようなのですが、なぜ急いで治療をはじめる必要があるのでしょうか？
現時点で痛みがなくても、将来的に圧迫骨折、橈骨遠位端骨折、大腿骨近位部骨折などが生じる可能性が高いため早期治療が必要です。

■ 治療薬

- 骨形成促進薬、骨吸収抑制薬、両者の作用をもつ薬剤の 3 種類があります。
- 内服：活性型ビタミン D 製剤、ビスホスホネート、選択的エストロゲン受容体作動薬（SERMs）などがあります。
- 注射：テリパラチド、デノスマブ、ロモソズマブなどがあります。
- 骨粗鬆症患者で入院中に注射薬を使用する機会が増えてきています。
- 長期の投薬が必要ですが、自己中断が多いのが問題として挙げられます。

患者のここを援助する

転倒予防

- 転倒による骨折に注意します。⋯⋯⋯⋯⋯⋯⋯⋯⋯

- 発熱や疼痛、せん妄などが出現した際は転倒アセスメントを行い、転倒予防策を講じます。

転倒予防のポイント
- 踵が入る靴を履く（スリッパは禁止）
- 離床を促し、リハビリを行うことで筋力アップに努める
- 歩行状態に応じて歩行器や車椅子、杖などの補助具を使用する
- 認知症がある場合はできるだけそばで付き添いを行う

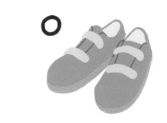

これも覚えておこう！

転倒アセスメント
転倒・転落の既往、睡眠薬・安定剤・下剤の内服の有無を考慮して転倒リスクをアセスメントしましょう。

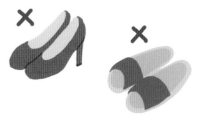

（米田久美子・長谷川麻衣子・木村明日香・永田 葵）

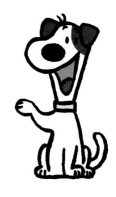

9章 そのほかの疾患・治療・看護・リハ ● 関節リウマチ・四肢切断・骨粗鬆症

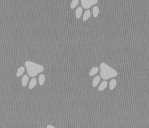

10章

整形外科の重要薬剤

- 薬剤情報は、2023年5月現在のものです。
- 本書の記載内容には正確を期するように努めておりますが、薬剤情報は変更されることがありますので、薬剤の使用時には添付文書や製品発売元のホームページなど最新の情報をご参照ください。また、従来の治療や薬剤の使用による不測の事故に対し、著者および当社は責任を負いかねます。
- 本章内の製品の商標登録マークは省略しています。

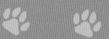

整形外科での薬剤投与

鎮痛薬

非ステロイド性抗炎症薬（NSAIDs）

外観	一般名	商品名	副作用など
ロキソニン60mg	ロキソプロフェンナトリウム水和物	ロキソニン	胃粘膜障害 消化性潰瘍 腎機能障害など
セレコックス100	セレコキシブ	セレコックス	
ハイペン錠200mg	エトドラク	ハイペン	
ボルタレン25mg	ジクロフェナクナトリウム	ボルタレン	

NSAIDs と併用

胃酸分泌抑制薬（PPI）

外観	一般名	商品名	副作用など
タケプロンOD15	ランソプラゾール	タケプロン	肝機能障害 下痢など
ネキシウム20	エソメプラゾールマグネシウム水和物	ネキシウム	

胃粘膜保護薬

外観	一般名	商品名	副作用など
	レバミピド	ムコスタ	血球減少（まれ）など
	テプレノン	セルベックス	

鎮痛薬（続き）

解熱鎮痛薬

外観	一般名	商品名	副作用など
	アセトアミノフェン（内服）	カロナール	肝機能障害など
	アセトアミノフェン（注射）	アセリオ　　　テルモ株式会社	

非麻薬性オピオイド鎮痛薬

外観	一般名	商品名	副作用など
	トラマドール塩酸塩	トラマール OD	悪心 便秘、傾眠など
	トラマドール塩酸塩・アセトアミノフェン配合	トアラセット	
	ブプレノルフィン経皮吸収型製剤	ノルスパンテープ	

神経障害性疼痛緩和薬

外観	一般名	商品名	副作用など
	プレガバリン	リリカ	眠気 めまいなど
	ミロガバリンベシル	タリージェ	

🐾 骨粗鬆症治療薬

骨吸収抑制薬（ビスホスホネート製剤）

外観	一般名	商品名	副作用など
	リセドロン酸ナトリウム水和物	ベネット	顎骨壊死 上部消化管障害など 服用後30分 座位もしくは立位
	アレンドロン酸ナトリウム水和物	フォサマック	
	ミノドロン酸水和物	ボノテオ	

骨形成促進薬（副甲状腺ホルモン）

外観	一般名	商品名	副作用など
提供元：日本イーライリリー株式会社	テリパラチド	フォルテオ	高カルシウム血症 悪心、嘔吐など
		テリボン	

選択的エストロゲン受容体モジュレーター（SERM）

外観	一般名	商品名	副作用など
Viviant 20mg ビビアント ビビアント 20 viviant 20	バゼドキシフェン酢酸塩	ビビアント	頻脈、ほてり 静脈血栓塞栓症 など
4165 提供元：日本イーライリリー株式会社	ラロキシフェン塩酸塩	エビスタ	

ビタミンD製剤

外観	一般名	商品名	副作用など
アルファロール	アルファカルシドール	アルファロール	高カルシウム血症など
エディロール0.5μg 0.5 0.5	エルデカルシトール	エディロール	

👣 深部静脈血栓予防薬

抗凝固薬

外観	一般名	商品名	副作用など
リクシアナOD30mg 経口FXa阻害剤 リクシアナ リクシアナ OD OD30mg OD30mg	エドキサバントシル酸塩水和物	リクシアナ	重篤な出血など 年齢、体重 腎機能などで用量調整が必要
	エノキサパリンナトリウム	クレキサン皮下注キット	

（小宮山敬祐）

■ 引用・参考文献

🐾 1章

1) 厚生労働省. 地域医療構想について. https://www.mhlw.go.jp/file/04-Houdouhappyou-10904750-Kenkoukyoku-Gantaisa kukenkouzoushinka/0000094397.pdf（2023年4月閲覧）
2) ロコモ チャレンジ！推進協議会. ロコチェック. https://locomo-joa.jp/check/lococheck/（2023年4月閲覧）
3) 厚生労働省. 後期高齢者の健康ーフレイル対策を中心とした保健事業についてーhttps://www.mhlw.go.jp/file/06-Seisakujouhou-12600000-Seisakutoukatsukan/0000114064_12.pdf（2023年4月閲覧）

🐾 3章

1) 安藤恵ほか. "ドレーン管理". はじめての整形外科看護. 大阪, メディカ出版, 2016, 54.
2) Wells, PS. et al. Does this patient have deep vein thrombosis? JAMA. 295, 2006, 199-207.

🐾 4章

1) Scott, M Sasser. et al. Guidelines for field triage of injured patients : recommendations of the National Expert Panel on Field Triage, 2011. MMWR Recomm Rep. 13, 61 （RR-1）, 1-20.
2) J-VACR ドレナージシステム：ドレナージ吸引装置の使い方. https://www.kango-roo.com/learning/4334/（2023年5月閲覧）
3) 窪田敬一編. 全科ドレーン・カテーテル・チューブ管理完全ガイド. 東京, 照林社, 2015, 320.
4) スミス・アンド・ネフュー. ウンドマネジメントカタログ一覧. https://www.smith-nephew.com/ja-jp/japan/brochure/wound#hydrosite（2023年4月閲覧）

🐾 5章

1) Hayashi, T. et al. Risk factors for missed dynamic canal stenosis in the cervical spine. Spine （Phila Pa 1976）. 39 （10）, 2014, 812-9.
2) 小田裕胤ほか. 頸椎疾患に対する装具療法. 日本義肢装具学会誌. 19 （3）, 2003, 192.
3) 岩﨑幹季. 脊椎脊髄病学. 第2版. 東京, 金原出版, 2016, 64.
4) Roberts, TT. et al. Classifications In Brief : American Spinal Injury Association （ASIA） Impairment Scale. Clin Orthop Relat Res. 475 （5）, 2017, 1499-504.
5) Helen, J. et al. 新・徒手筋力検査法. 原著第7版. 津山直一ほか訳, 東京, 協同医書出版社, 2009, 2-10.
6) 日本整形外科学会診療ガイドライン委員会編. 頚椎症性脊髄症診療ガイドライン2020. 改訂第3版. 東京, 南江堂, 2020, 21.
7) 成田崇矢編. 脊柱理学療法マネジメント：病態に基づき機能障害の原因を探るための臨床思考を紐解く. 東京, メジカルビュー社, 2019, 37.
8) 藤縄光留編. 脊髄損傷に対するPT・OTアプローチ：臨床経過モデルに基づく介入. 東京, メジカルビュー社, 2022, 185.

🐾 7章

1) 腰野富久. 膝の特発性骨壊死の臨床所見とX線学的所見. 日整会誌. 49, 1975, 189-201.
2) Ito, K. et al. Steroid-induced osteonecrosis in refractory ulcerative colitis. Fukuoka Igaku Zasshi. 96 （1）, 2005, 5-10.
3) Takeuchi, R. et al. Fractures around the lateral cortical hinge after a medial opening-wedge high tibial osteotomy : a new classification of lateral hinge fracture. Arthroscopy. 28 （1）, 2012, 85-94.

🐾 8章

1) 金郁哲. 小児骨折の基本と現状. 日整会誌. 92 （7）, 2018, 466-75.
2) 福岡みらい病院. 外転装具の着脱と良肢位の保持が自分でできるようになるパンフレット. 整形外科看護. 27 （4）, 2022, 2-3.
3) 高原光平. 鎖骨バンド（クラビクルバンド）. 整形外科看護. 26 （10）, 2021, 31-3.
4) 金丸明博. 鎖骨骨折. 整形外科看護. 26 （12）, 2021, 17-22.
5) 宮地笑美ほか. 上腕骨近位端骨折. 整形外科看護. 19 （4）, 2014, 17-9.
6) 伊藤博人, P.O. リストサポート2（手関節固定装具）. 整形外科看護. 16 （1）, 2011, 22-5.

🐾 9章

1) 日本リウマチ学会. 関節リウマチ新分類基準（ACR/EULAR2010）. https://www.ryumachi-jp.com/info/120115_table3.pdf
2) 日本骨代謝学会ほか. 原発性骨粗鬆症の診断基準（2012年度改訂版）. Osteoporosis Japan. 21 （1）, 2013, 11.

索　引

153